¿CÓMO EVITAR LA PÉRDIDA DE UNA PIERNA? CONSEJOS A LOS DIABÉTICOS

Dr. Enrique Uguet, Ph. D.

I0411181

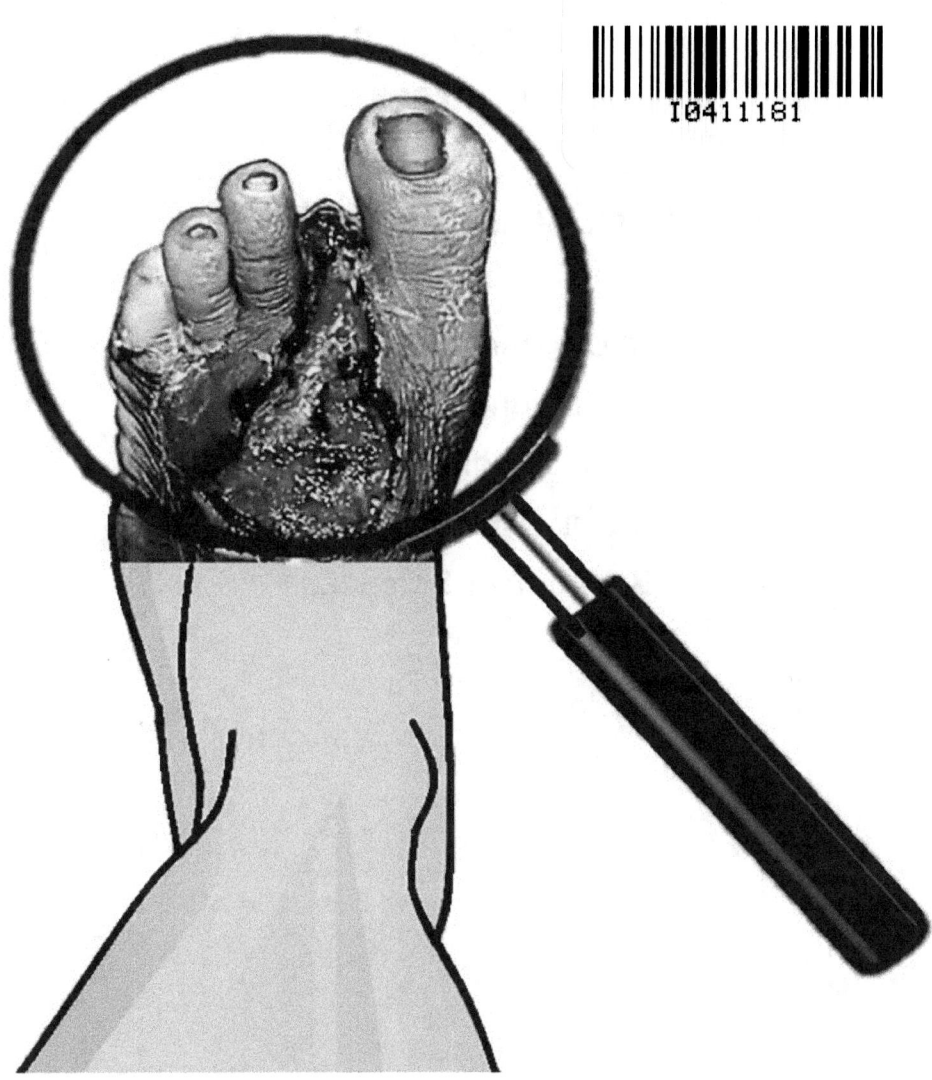

¿CÓMO EVITAR LA PÉRDIDA DE UNA PIERNA?

CONSEJOS A LOS DIABÉTICOS

Profesor Dr. Enrique Uguet PH. D.
Médico Cirujano Especialista en
Angiología y Cirugía Vascular. Cuba.
Doctor in Philosophy in
Biomedical Sciences

Editorial:

¿Cómo evitar la pérdida de una pierna? Consejos a los Diabéticos.

Primera edición 2016

Edición diseño y composición:

Diseño de cubierta: el autor

Fotografías: Propiedad del autor.

Dibujos: Páginas: 4, 25, 26, 27, 29, 30, 32, 33, 34, 35, 36, 37, 38, 39, 40, 41, 42, 43, 48, 50, 53, 55, 58, 59, 61. 62. 63. 64, 65, 67, 69, 71, 72, 77, 87, 94, 95, 96 y 98,

Alex Cardoso. Master in Arts in Graphic Design.

Resto de los dibujos: El autor

ISBN: 13: 978-1541081574   10: 1541081579   Color

ISBN: 13: 978-1541082120   10: 1541082125   B&W

A los pacientes diabéticos que he tratado con una complicación en sus miembros inferiores y a sus familiares que confiaron en mí para restablecerles la salud.

Ambos pueden vivir tranquilos porque puse a disposición de ellos, toda mi capacidad física e intelectual de que era poseedor para brindarles la mejor solución a sus problemas.

INTRODUCIÓN

Estimado paciente diabético, el propósito de este libro es:

1. Alertarte sobre la posibilidad real que tienes de sufrir una amputación en tus piernas.

2. Explicarte de manera científica, comprensible y amena, las características de manifestarse las complicaciones que se pueden presentar en tus pies.

3. Recomendarte un método organizado y lógico para que los examines diariamente.

4. Y brindarte los consejos fundamentales sobre la conducta que debes seguir para prevenir las complicaciones y evitar que

estas posibles fatales circunstancias te obliguen a cambiar tu forma de vida.

No puedes considerar la posibilidad de una evolución desfavorable como algo contra lo cual no es posible luchar. Está demostrado que la incidencia de amputaciones en el diabético puede ser reducida, retardada o evitada, si dedicas un tiempo del día en educarte sobre los infortunios que acechan a tus pies, pero no es solo ilustrarte y saber detectar en el momento oportuno las características peligrosas que indican un riesgo potencial para su total conservación, sino, asistir al médico primario con prontitud y ser atendido, si fuera necesario, por un especialista.

No es conveniente sentirte arraigado a la rutina de la vida diaria, necesitas realizar un cambio intelectual que te ofrece este conjunto de páginas, a las cuales debes aferrarte y sentirte cautivado con su lectura para desarrollar tus habilidades culturales y manuales con el fin de comprender las causas que rigen los eventos anatómicos negativos que acechan a tus pies y actuar con la esperanza y destreza necesaria para lograr los propósitos que esta publicación persigue: impedir la amputación de una extremidad.

Te bastara abrir las hojas, penetrar en su contenido, para que sientas circular por tu cerebro una sensación de aprendizaje bienhechor. Tu vida debe consistir en llenar tus neuronas de conocimientos cada minuto que le dediques a su lectura. Es imperdonable que procedas en contradicción con tus propios intereses, alarga tus manos y agarra este ejemplar como las plantas se apoderan del ambiente rico en luz y oxígeno.

Tienes en tu seguro de salud el Médico Primario y al Endocrinólogo encargados de controlarte la evolución de la diabetes, cuentas con el Podólogo para la atención periódica de tus pies, puedes adquirir los medicamentos para disminuir la glicemia en la farmacia a la cual estás afiliado, ya la Dietista te debe haber explicado perfectamente bien, cuales son los alimentos, en qué cantidad y hora debes ingerirlos.

El resto depende de ti, es necesario que sigas las orientaciones de tu médico y de mi libro al pie de la letra y así tendrás como recompensa una vida más larga, saludable y sin amputaciones.

ESTADISTICAS

¿Por qué debes leer este libro y seguir sus consejos?

1. Porque en los Estados Unidos, el 10 de junio del 2014 el número de diabéticos eran 29.1 millones. (15).

2. Hubo una amputación por cada 288 diabéticos y del total de amputaciones, aproximadamente 185,000 (2), que tienen lugar cada año, el 60% corresponden a personas con el diagnóstico de complicaciones diabéticas en las piernas. (17).

3. De los pacientes diabéticos que sufren la amputación de una extremidad inferior, más de la mitad (55%), requerirá que le corten parte de la otra en un periodo de 2 o 3 años. (15).

4. La amputación es más usual en los diabéticos con el azúcar descontrolado y se incrementa en los diabéticos que no tienen conocimiento sobre las posibles complicaciones en sus pies.

5. El número de amputaciones se multiplica en los diabéticos que no se cuidan ni examinan los pies.

6. Entre el 50 al 85% de todos los problemas relacionados con el pie diabético se pueden prevenir mediante **la educación** apropiada del diabético (14).

7. La Organización Mundial de la Salud (OMS) señala que 7 de cada 10 pacientes con Diabetes Mellitus sufren de algún tipo de amputación en sus extremidades inferiores. (16).

8. En la diabetes juvenil la amputación es menos probable pero no imposible.

El propósito de este libro es evitar que usted sea una cifra más de estas estadísticas.

DIABÉTES Y EDUCACIÓN

El tratamiento del paciente diabético pudiéramos
personificarlo, sentado en una silla de tres patas,
(Figura 1), cada una de las cuales representa:

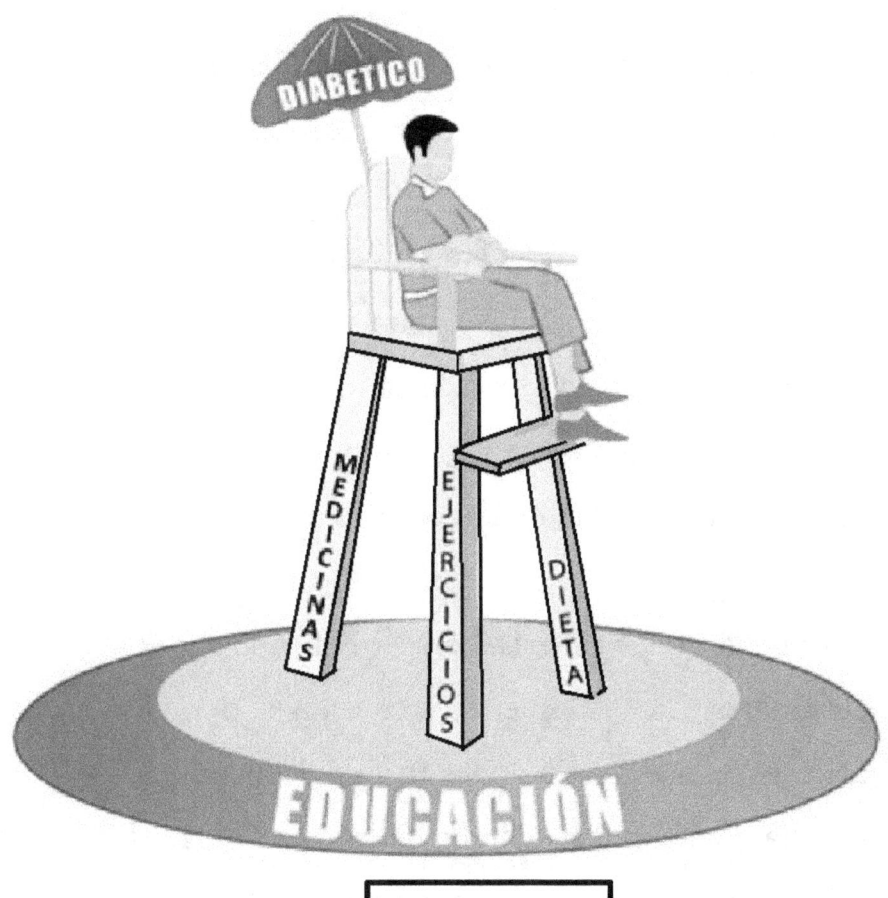

FIGURA 1

1. **Medicinas**. Medicamentos que controlan los niveles de azúcar (glucosa) en la
 sangre. Entre ellos tenemos: la Insulina y los hipoglucemiantes orales.

La tarea más importante del diabético es cumplimentar religiosamente el tratamiento medicamentoso ordenado por su médico

2. **La diet**a. El azúcar es ingerido en la alimentación, de aquí que el mantener una dieta adecuada ayuda a conservarla en niveles normales, requiriéndose menos medicamentos para controlarla y se evita el aumento de peso.

3. **Los ejercicios** (18). Deben ser indicados por un personal calificado teniendo en cuenta su tipo de diabetes, edad y condiciones físicas. Tienen la ventaja de facilitar la entrada de la glucosa en las células, incrementando su utilización en los tejidos para producir energía y disminuyen las necesidades de medicamentos para el control de la

diabetes. También contribuyen a mantener un peso ideal y beneficiar su estado de ánimo.

Los diabéticos tienen que ejecutar en su tratamiento, estos tres requisitos, por qué al descuidarse o abandonar uno de ellos, la silla quedaría en dos patas y se caería, lo cual simbólicamente quiere decir que le aparecerían complicaciones.

Ahora bien, para poder llevar adecuadamente estos tres aspectos que hemos señalado, el diabético necesita conocer sobre su enfermedad, estar bien consiente del porque debe cumplir las indicaciones del médico y que cuidados debe tener con sus pies y por este motivo, en la figura 1, hemos colocado la silla sobre una base que hemos llamado "EDUCACIÓN".

Y este vocablo, educación, constituye la "Piedra de Rosetta" que nos sirve para comprender, explicar y resaltar la importancia que tiene este aspecto para los tres elementos que sostienen al diabético y sus pies libres de algo tan oscuro y de difícil comprensión: las complicaciones que pueden sufrir sus extremidades inferiores, lo que constituye para él, un verdadero motivo de preocupación.

Al igual que hace 217 años se descubrió en Egipto esta piedra con tres idiomas diferentes grabados, que sirvieron de tanta significación y desarrollo de la cultura humana, como es el descifrar los jeroglíficos de las tumbas egipcias, hemos querido de esta forma, resaltar la jerarquía que este ingrediente, la educación, tiene para interpretar y evitar las funestas complicaciones que amenazan cotidianamente al diabético de un peligro inminente como la amputación.

Está perfectamente reconocido que: "EL DIABÉTICO QUE MÁS AÑOS VIVE Y CON MENOS COMPLICACIONES, ES AQUEL QUE MÁS CONOCE SOBRE SU ENFERMEDAD"

Los pacientes diabéticos, pueden tener, si no llevan adecuadamente el tratamiento indicado por su médico, complicaciones del corazón, el cerebro, los riñones, la vista y si además no sigue los consejos que recomendamos, aquellas que se presentan en sus pies, las cuales podemos clasificar en:

1. Complicaciones de la Circulación Arterial por merma o ausencia de sangre (isquémicas).
2. Complicaciones Infecciosas por penetración y desarrollo de gérmenes.
3. Complicaciones por daños a los nervios (neuropatía periférica) y
4. Complicaciones de las articulaciones (deformidades).

Pasemos a describir cada una de ellas.

1. COMPLICACIONES DE LA CIRCULACIÓN ARTERIAL POR MERMA O AUSENCIA DE SANGRE (ISQUÉMICAS).

Usted, paciente diabético, puede padecer de dos tipos de complicaciones en las arterias pequeñas, medianas y grandes que llevan la sangre a sus extremidades inferiores: la reducción del calibre (Figura 2) o la oclusión (Figura 3) por un coágulo (trombo) que puede ser parcial o total, ocasionando la disminución o ausencia de sangre que transporta oxígeno y elementos nutrientes.

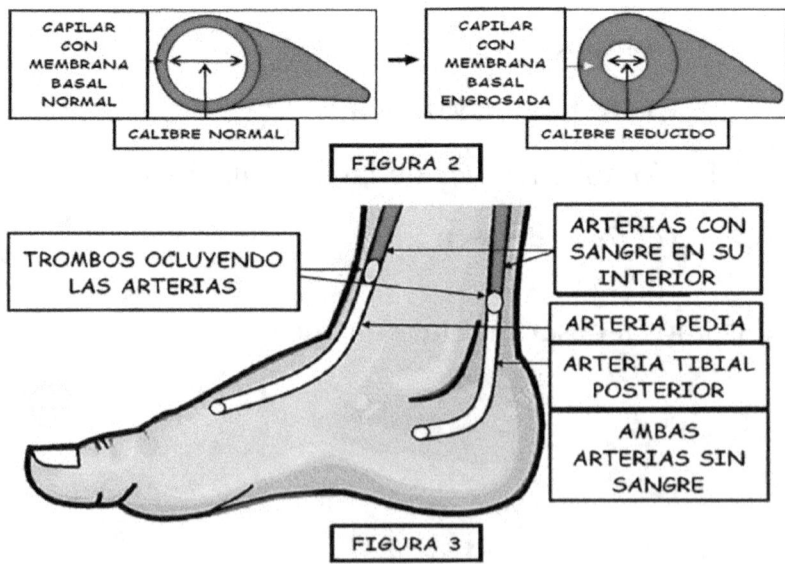

CAPILAR CON MEMBRANA BASAL NORMAL

CALIBRE NORMAL

CAPILAR CON MEMBRANA BASAL ENGROSADA

CALIBRE REDUCIDO

FIGURA 2

TROMBOS OCLUYENDO LAS ARTERIAS

ARTERIAS CON SANGRE EN SU INTERIOR

ARTERIA PEDIA

ARTERIA TIBIAL POSTERIOR

AMBAS ARTERIAS SIN SANGRE

FIGURA 3

Esta falta de sangre a los tejidos de las piernas, ocasiona síntomas que inicialmente se manifiestan cuando tienes una actividad moderada, como son: **pesadez, cansancio, malestar, calambres** o **dolor en las masas musculares al caminar** con necesidad de pararte a descansar cada cierta distancia (**claudicación intermitente**) o al subir escaleras. Cuando la oclusión de las arterias es más severa, el malestar aparece sin efectuar ningún movimiento: **dolor de reposo.**

Estos síntomas pueden manifestarse en los pies, piernas o cadera, mientras más altos se presenten más graves son las oclusiones de las arterias.

En los pies hay **frialdad**, cambios en la coloración: **palidez, moteado azul, azul** (cianótico), (Fig., 4), **las uñas tardan en crecer, los vellos de las piernas tienden a desaparecer** y **las lesiones en los pies demoran en cicatrizar.**

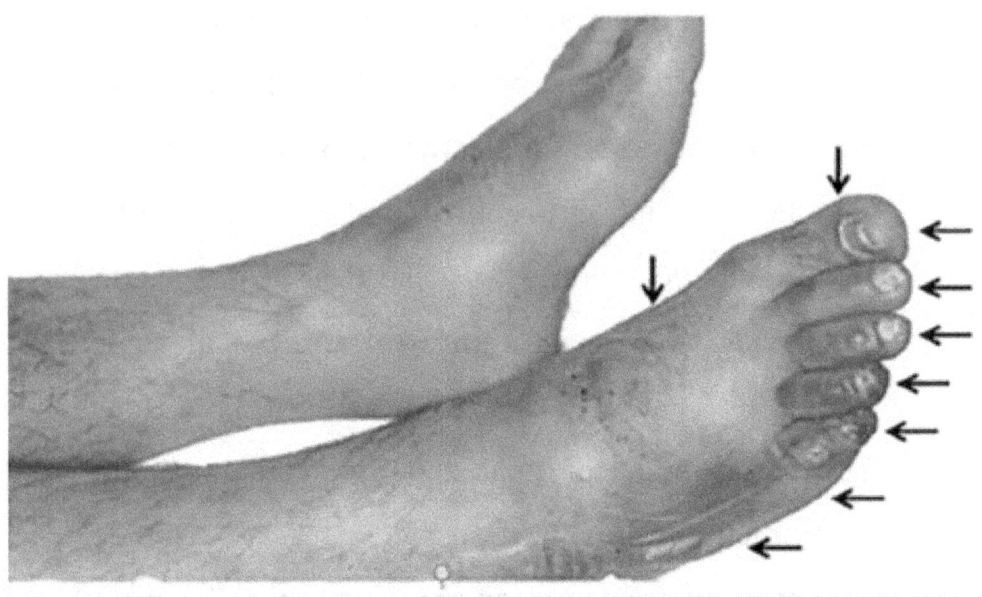

MOTEADO CIANÓTICO (AZULOSO) DEL PIE DERECHO

FIGURA 4

La palpación de los latidos de las arterias pedia y tibial posterior normalmente presentes en el pie, **desaparecen (Figura3)**, y cuando se elevan las piernas, **el pie adquiere una palidez extrema**.
Si la falta de sangre (isquemia) sólo abarca los tejidos superficiales, puede **aparecer una úlcera** (Figura 5).

14

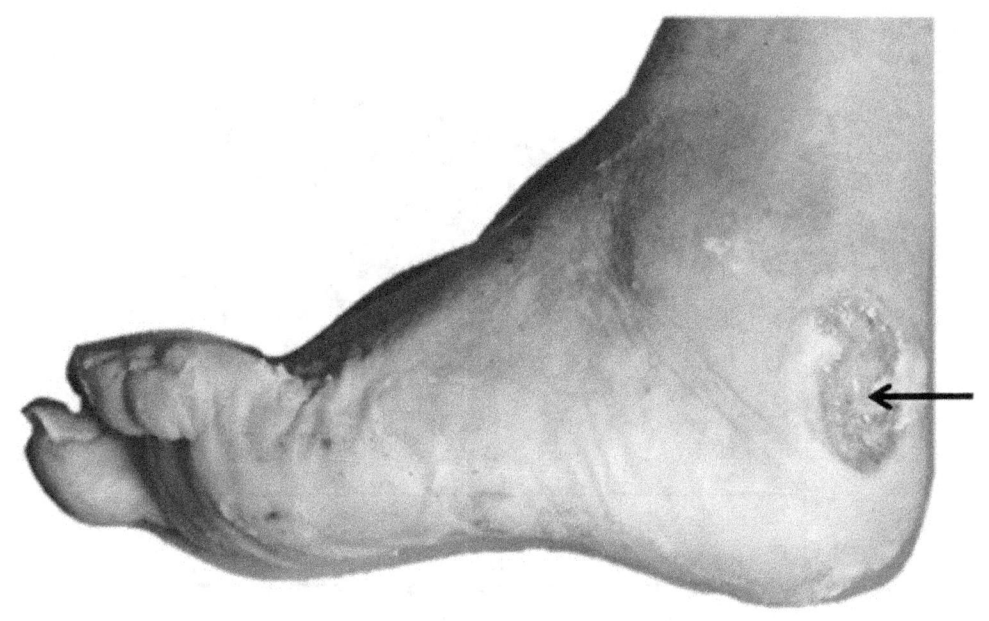

FIGURA 5

Si además de los superficiales, afecta los tejidos profundos, porque la ausencia de sangre se prolonga durante un tiempo prolongado, las células mueren.

La muerte de los tejidos (conjunto de células) se llama **gangrena**, que puede ser:

ÚLCERA ISQUÉMICA DEL PIE DERECHO

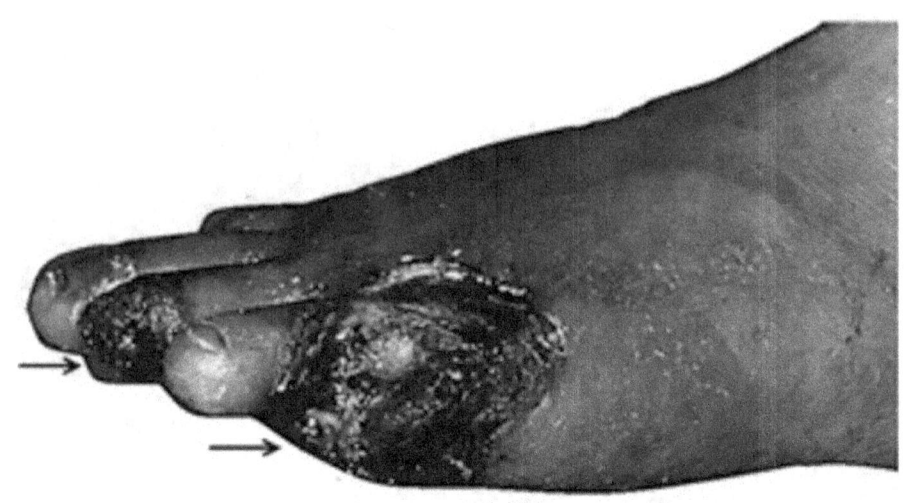

GANGRENA LOCALIZADA EN EL
1ro Y 3er DEDOS DEL PIE DERECHO.

FIGURA 6

O difusa (Figuras. 7, 8, 9).

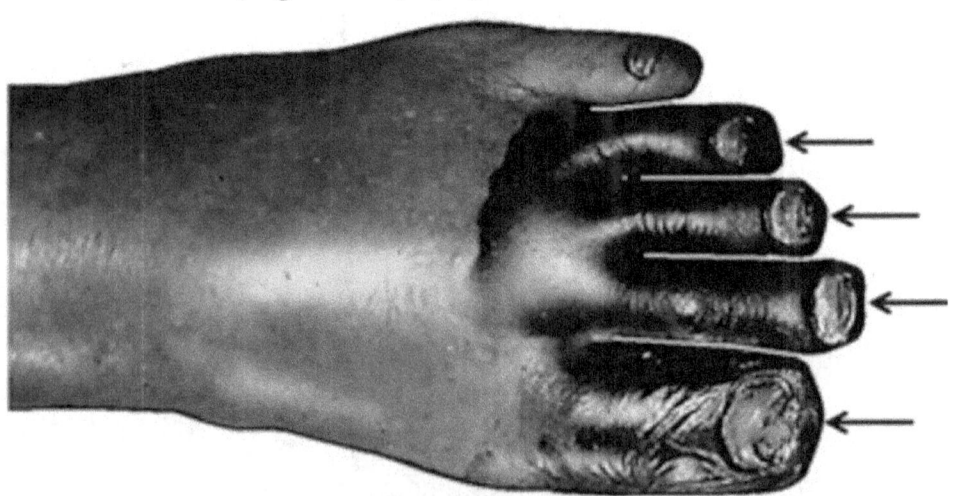

GANGRENA QUE SE EXTIENDE A
CUATRO DEDOS DEL PIE IZQUIERDO

FIGURA 7

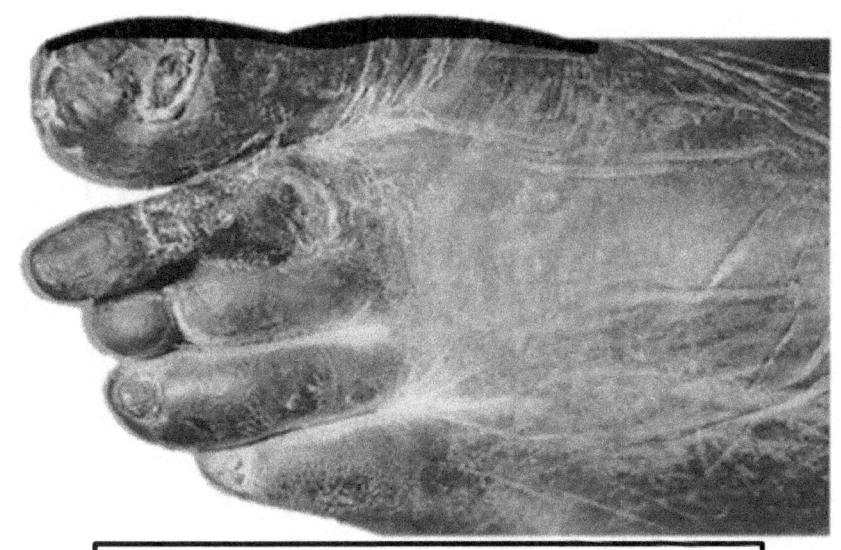

GANGRENA QUE SE EXTIENDE AL
PIE IZQUIERDO

FIGURA 8

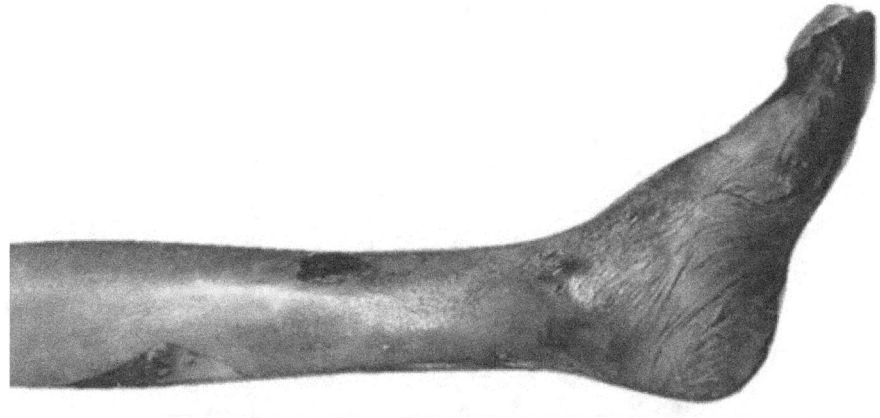

GANGRENA QUE SE PROPAGA AL
PIE Y PIERNA IZQUIERDA

FIGURA 9

2. COMPLICACIONES INFECCIOSAS POR PENETRACIÓN Y DESARROLLO DE GÉRMENES

El pie del diabético se infecta (invasión de microbios que ocasionan daño) con facilidad por dos motivos:

1. Los tejidos (células) tienen un nivel elevado de azúcar (glucosa), que es un medio propicio para que **los microbios vivan felices y se multipliquen** (Figura 10).

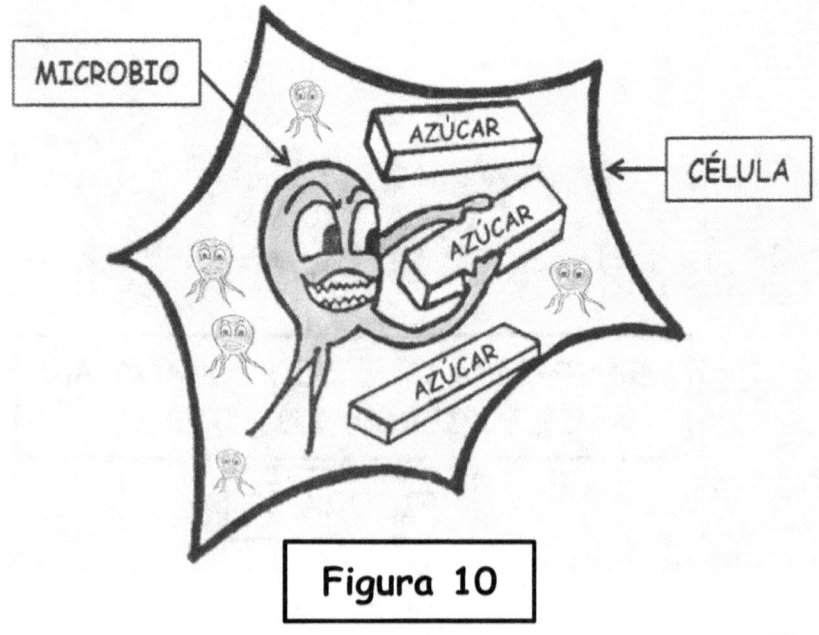

Figura 10

2. Existen estudios demostrando que, en los diabéticos, el sistema defensivo del organismo **(sistema inmunológico)** funciona de manera irregular y las células de este sistema que tienen la misión de matar y tragarse las bacterias **(macrófagos)**, se encuentran acumuladas en el tejido adiposo, teniendo problemas para combatir los microbios que se alojan en las lesiones del pie.

3. Al no llegarle a los tejidos infectados suficiente cantidad de sangre con glóbulos blancos o leucocitos y antibióticos para matarlos, por la oclusión de las arterias (Figura 11), no pueden ser aniquilados los microbios y se forma un **absceso plantar** (Figuras 12 y 13).

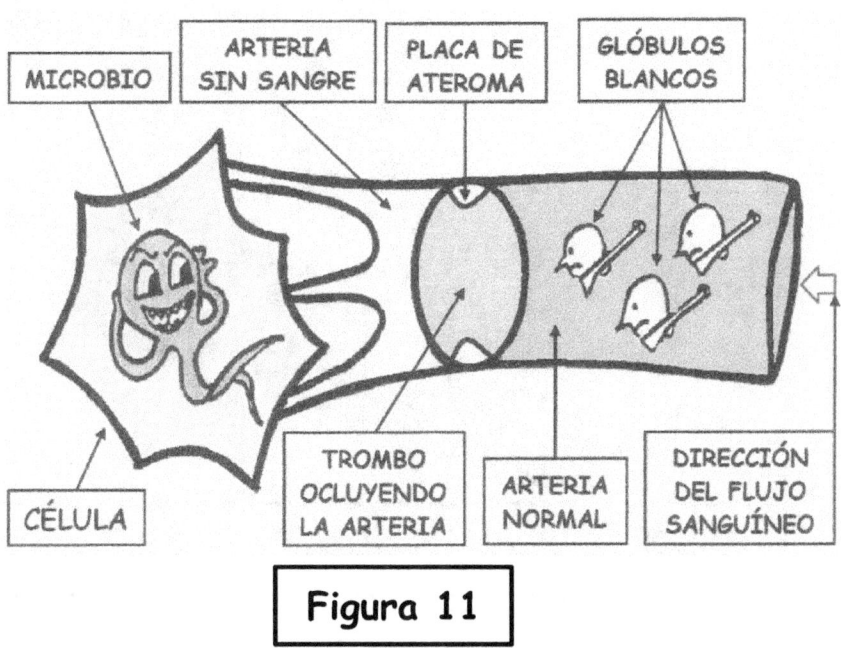

Figura 11

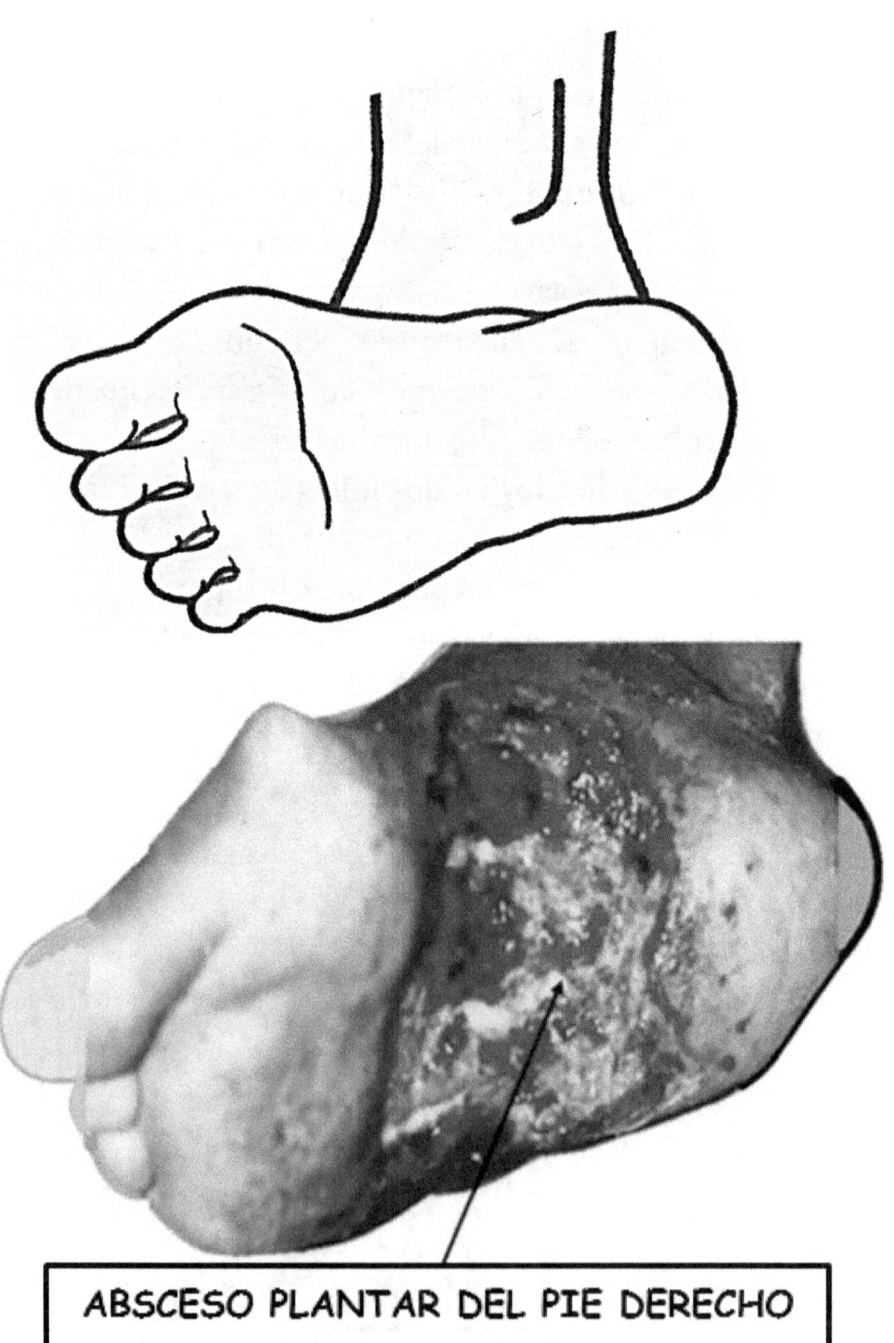

ABSCESO PLANTAR DEL PIE DERECHO

Figura 12

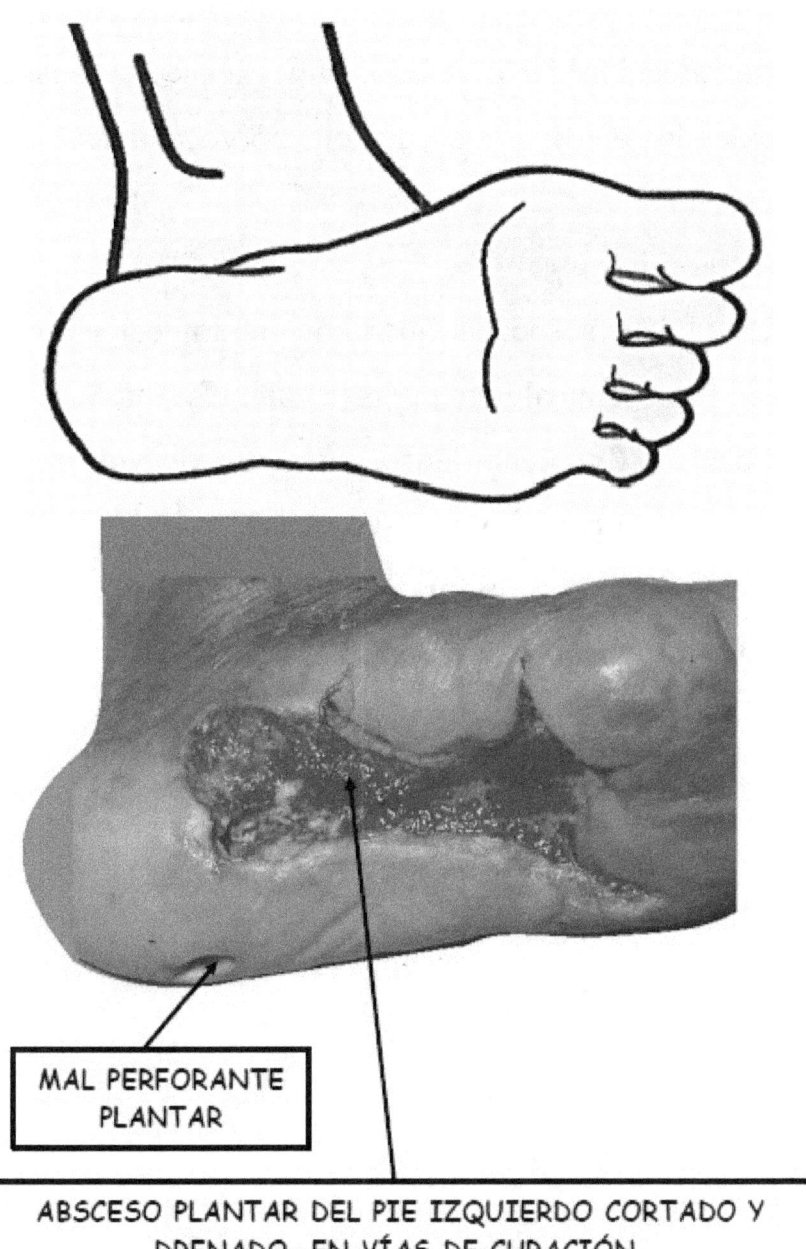

MAL PERFORANTE
PLANTAR

ABSCESO PLANTAR DEL PIE IZQUIERDO CORTADO Y
DRENADO, EN VÍAS DE CURACIÓN.

Figura 13

La infección de los tejidos superficiales se puede extender a los huesos del pie provocandoles una inflamación de los huesos y de la médula ósea **(osteomielitis)**.

Usted debe sospechar que tiene una infección en el pie si presenta alguno de los siguientes síntomas.

Locales: **Enrojecimiento, aumento de volumen, calor, dolor, mal olor** o **secreción.**

Generales: **Fiebre, escalofríos o descompensación de la diabetes.**

3. COMPLICACIONES POR DAÑOS A LOS NERVIOS (NEUROPATÍA DIABÉTICA)

Es la complicación más frecuente .Los nervios del pie diabético no se alimentan debido a la oclusión de las arterias pequeñas o grandes que los nutren, provocando una merma del aporte sanguíneo que comporta una disminución de dos elementos importantes: el **número de glóbulos r**ojos que provoca un déficit de oxígeno y de **elementos nutrientes** y al no alimentarse adecuadamente su estructura se afecta, sobre todo la capa que los cubre (vaina de mielina o células de Schwann), también lesionada por los altos niveles de glicemia en sangre, alterando su funcionabilidad o conducción de impulsos nerviosos (Figura 14). Recuerde que los nervios que inervan los pies son los más largos del cuerpo poseyendo más estructuras nerviosas con posibilidades de dañarse. Por este motivo, los tejidos (piel, músculos, tendones y ligamentos) inervados por estos nervios pierden la sensibilidad o capacidad propia de los

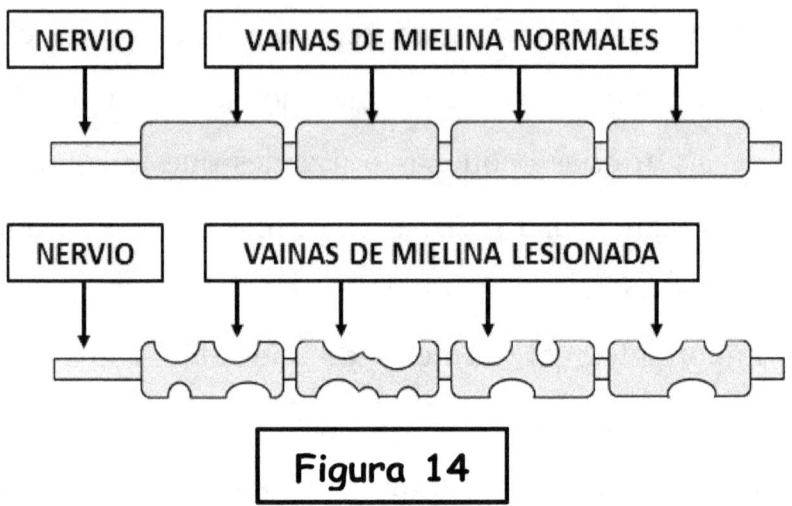

Figura 14

seres vivos de percibir sensaciones y de responder a estímulos.

Estas estructuras mencionadas se atrofian, y no son capaces de soportar el peso del cuerpo y se aplanan lesionando los tejidos, formándose callosidades y úlceras denominadas "mal perforante plantar" (Figuras 15 y 16), cuya cicatrización es difícil de lograr, constituyendo una puerta de entrada de gérmenes que pueden provocar una infección: absceso plantar diabético.

Los síntomas más frecuentes que usted puede tener en sus pies son **calambres, adormecimiento,** hormigueos, cosquilleos, pinchazos, quemazón, pérdida de la sensación (anestesia, ausencia de dolor), falta de fuerza en sus músculos, sequedad extrema y descamación.

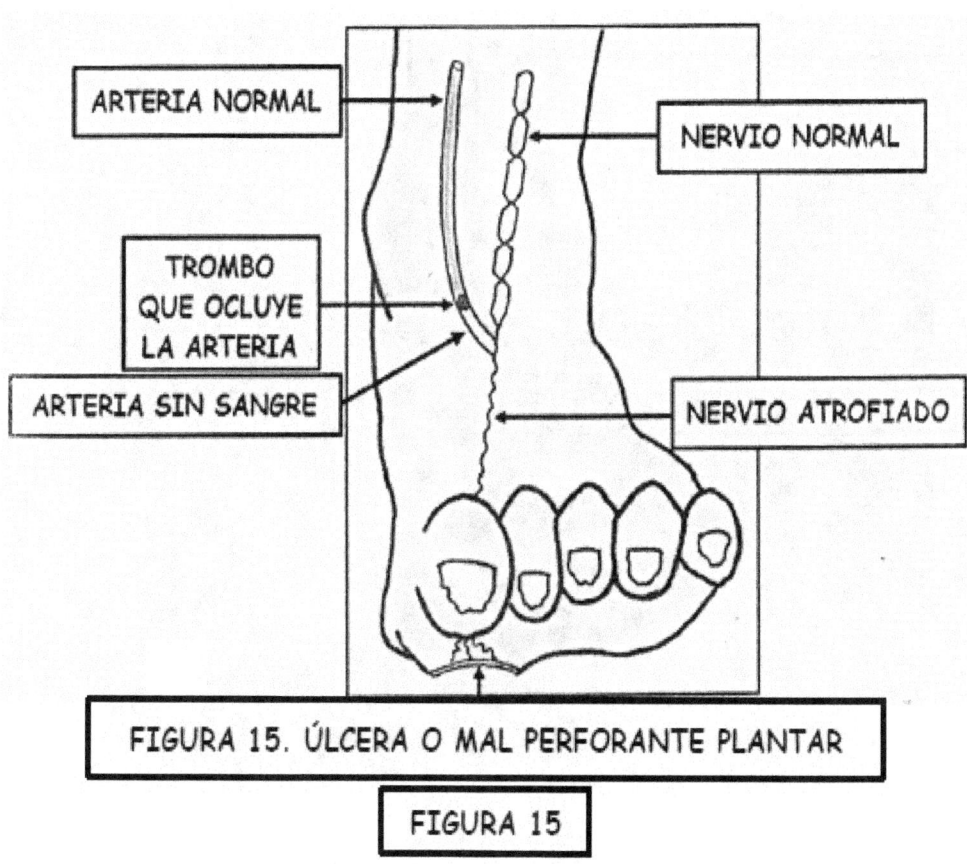

FIGURA 15. ÚLCERA O MAL PERFORANTE PLANTAR

FIGURA 15

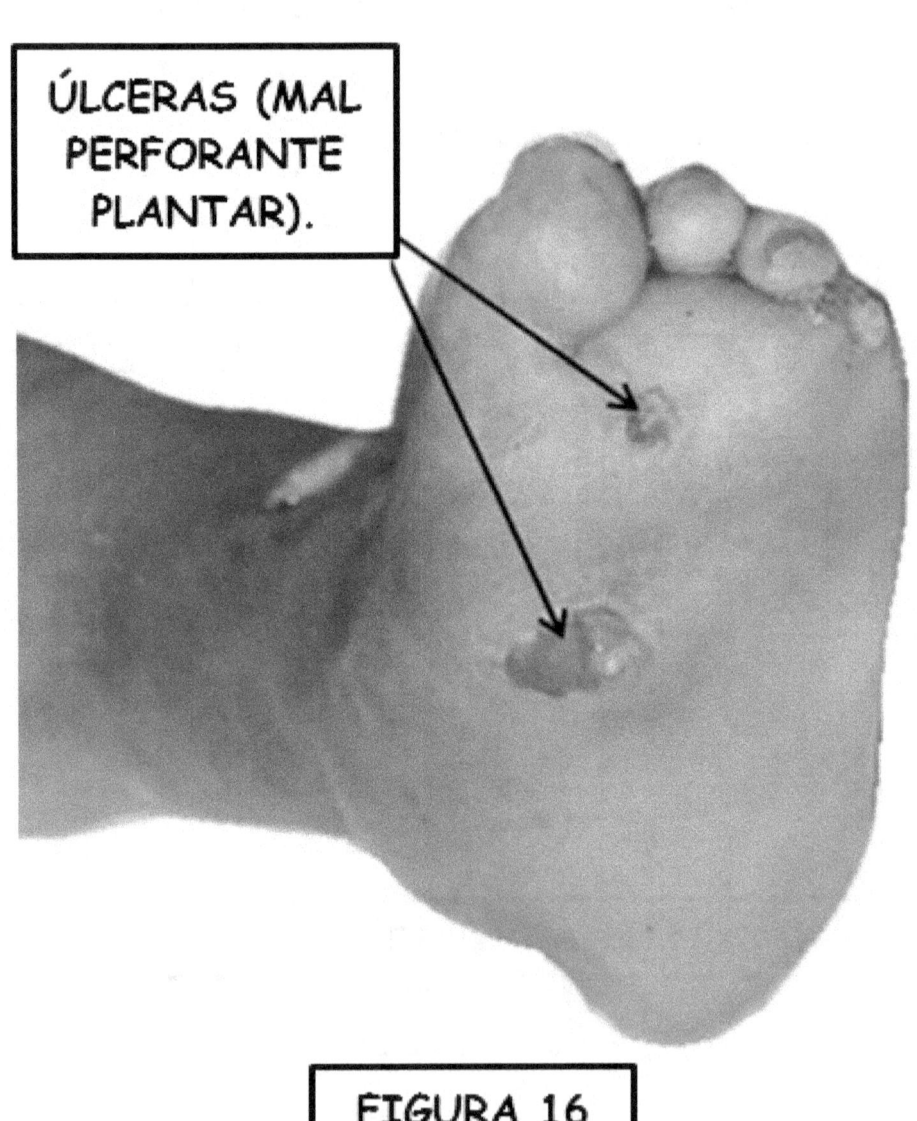

ÚLCERAS (MAL PERFORANTE PLANTAR).

FIGURA 16

4. COMPLICACIONES DE LAS ARTICULACIONES (DEFORMIDADES).

Teniendo como elementos perturbadores la lesión de los nervios y su secuaz entrañable, la enfermedad arterial periférica, los músculos que controlan los movimientos del pie se atrofian, los ligamentos y tendones se retraen, desplazando los huesos del pie que no trabajan adecuadamente (posee 26 huesos, 33 articulaciones, y más de 100 músculos, ligamentos y tendones), perdiendo la habilidad de realizar sus funciones cotidianas.

Su estructura habitual se altera apareciendo las deformidades que llevan a un nuevo reparto de las superficies de apoyo en sitios anatómicos no proyectado con este fin, creándose la dificultad de que en los nuevos, las partes blandas y óseas no están habituados a sustentar la carga del cuerpo, en donde se producen callosidades provocadas por agresiones externas: traumas, roces con un calzado inadecuado, dando origen a úlceras que se infectaran y requerirán algún tipo de cirugía:

incisiones (corte que se le hace a un absceso para drenar el pus), desbridaciones (extirpar con el bisturí o la tijera los tejidos infectados) o amputaciones.

Las deformidades más frecuentes son:

El juanete (hallux valgus o bunio), (Figura 17), dedo en martillo, (Figura 18), dedo en garra, (Figura 19), pie cavo (Figura 20) y el pie de Charcot, (Figura 21).

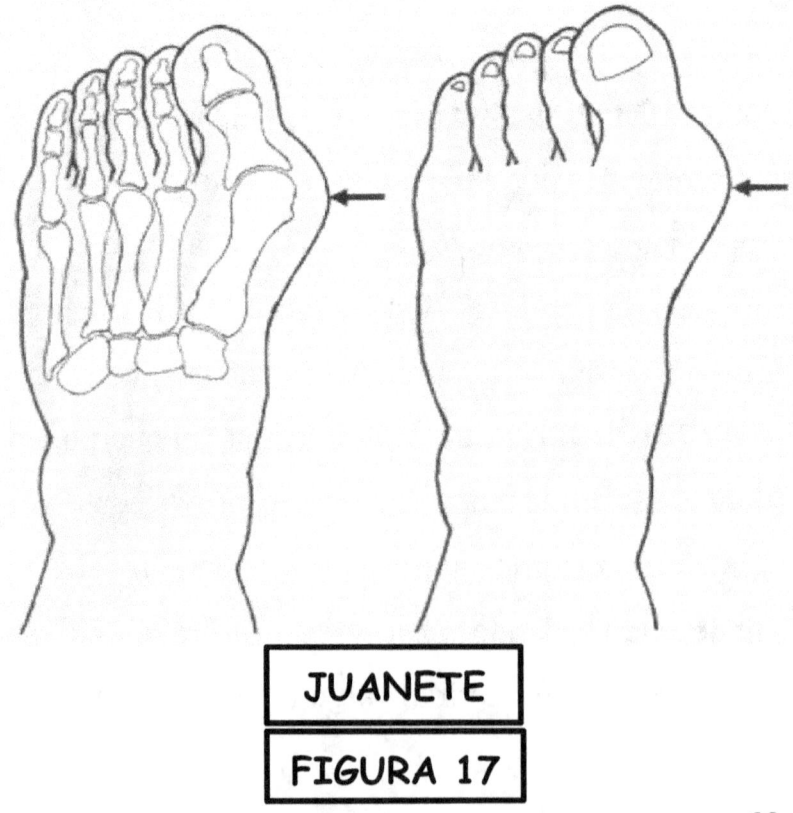

JUANETE

FIGURA 17

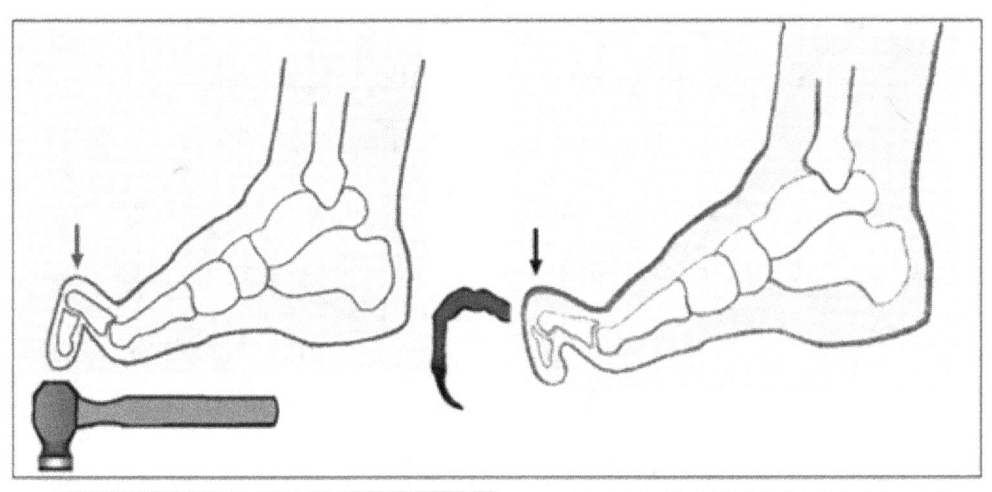

DEDO EN MARTILLO

FIGURA 18

DEDO EN GARRA

FIGURA 19

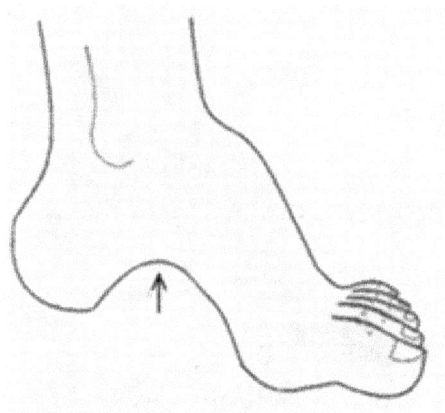

PIE CAVO

FIGURA 20

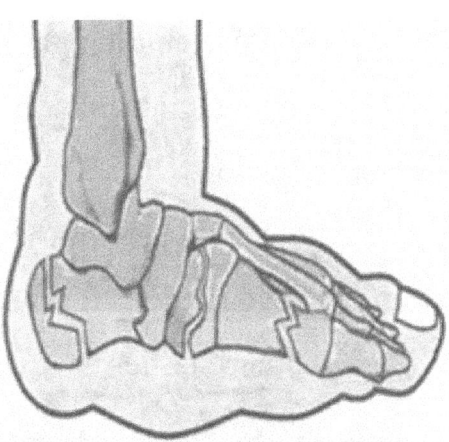

PIE DE CHARCOT

FIGURA 21

EL EXAMEN DE LOS PIES

El diabético debe tener una mente organizada y trazarse una rutina metodológica para explorar sus pies, siguiendo siempre el mismo orden, para crear un hábito de procedimiento beneficioso que le impida olvidarse de determinadas regiones del pie y de sus objetivos. En ocasiones los errores que se pueden cometer no son consecuencia de desaciertos en la interpretación de los hallazgos, sino por omisión en el examen.

Para examinarse periódicamente los pies:

a) Siéntese en un lugar en que este cómodo.

b) Adopte una posición que le facilite la observación.

c) Seleccione el horario más adecuado.

d) Provéase de una iluminación excelente.

e) Tómese el tiempo que sea necesario.

f) Si tiene defectos visuales y usa espejuelo, no los olvide.

g) Puede proveerse de una lupa para mayor precisión en la observación.

h) Utilice un espejo grande de aumento para mirarse la región plantar.

i) Si es portador de algún impedimento para observarse los pies, requiera la colaboración de un pariente o conocido.

j) Cuando tenga dudas de algún hallazgo, compárelo con el otro pie si está sano.

El resultado de estos exámenes determinara la necesidad que tenga de consultar a su médico primario o al podiatra y la urgencia con que deba hacerlo. En la duda, consúltese tan pronto como le sea posible.

En la próxima página he confeccionado una hoja conteniendo en orden todos los elementos que diariamente tienes que explorar en tus pies. Debes hacer fotocopia llenarla y dárselas al médico de asistencia en tu próxima visita.

MODELO DE EXAMEN DE LOS PIES

NOMBRE. _____ FECHA. _____

Examínese los pies todos los días y haga una X dentro del cuadrado ☐ correspondiente al Pie Derecho o en el del Pie Izquierdo, si el examen es positivo. Si el examen es negativo deje el cuadrado en blanco.

OBSERVACIÓN

1. COLORACIÓN DE LOS PIES
Rojo: Pie Derecho ☐ Pie Izquierdo ☐
Azul: Pie Derecho ☐ Pie Izquierdo ☐
Blanco: Pie Derecho ☐ Pie Izquierdo ☐

2. TROFISMO DE LOS PIES.
Aumento de volumen (Edema):
Pie Derecho ☐ Pie Izquierdo ☐
Disminución del volumen (Atrofia):
Pie Derecho ☐ Pie Izquierdo ☐

2. TROFISMO DE LOS PIES.
Perdida de pelos
Dedos: Pie Derecho ☐ Pie Izquierdo ☐
Dorsos: Pie Derecho ☐ Pie Izquierdo ☐

3. UÑAS.
Largas:
     Pie Derecho ☐ Pie Izquierdo ☐
Gruesas:
     Pie Derecho ☐ Pie Izquierdo ☐
Enterradas:
     Pie Derecho ☐ Pie Izquierdo ☐
Infectadas:
     Pie Derecho ☐ Pie Izquierdo ☐

4. HONGOS.
Uñas: Pie Derecho ☐ Pie Izquierdo ☐

Entre los dedos:
     Pie Derecho ☐ Pie Izquierdo ☐

5. LESIONES.
Grietas: Pie Derecho ☐ Pie Izquierdo ☐
Callos: Pie Derecho ☐ Pie Izquierdo ☐
Ampollas: Pie Derecho ☐ Pie Izquierdo ☐
Úlceras: Pie Derecho ☐ Pie Izquierdo ☐
Necrosis: Pie Derecho ☐ Pie Izquierdo ☐
Abscesos: Pie Derecho ☐ Pie Izquierdo ☐

PALPACIÓN

6. TEXTURA DE LA PIEL.
Seca: Pie Derecho ☐ Pie Izquierdo ☐
Húmeda: Pie Derecho ☐ Pie Izquierdo ☐
Rugosa: Pie Derecho ☐ Pie Izquierdo ☐
Fría: Pie Derecho ☐ Pie Izquierdo ☐

7. SENSIBILIDAD AL TACTO.
Insensible: Pie Derecho ☐ Pie Izquierdo ☐
¿Dónde?

Dolor: Pie Derecho ☐ Pie Izquierdo ☐
¿Dónde?

8. PRESIÓN.
Depresión (Godet):
Pie Derecho ☐ Pie Izquierdo ☐

CONSEJOS A LOS DIABÉTICOS PARA EVITAR UNA AMPUTACIÓN

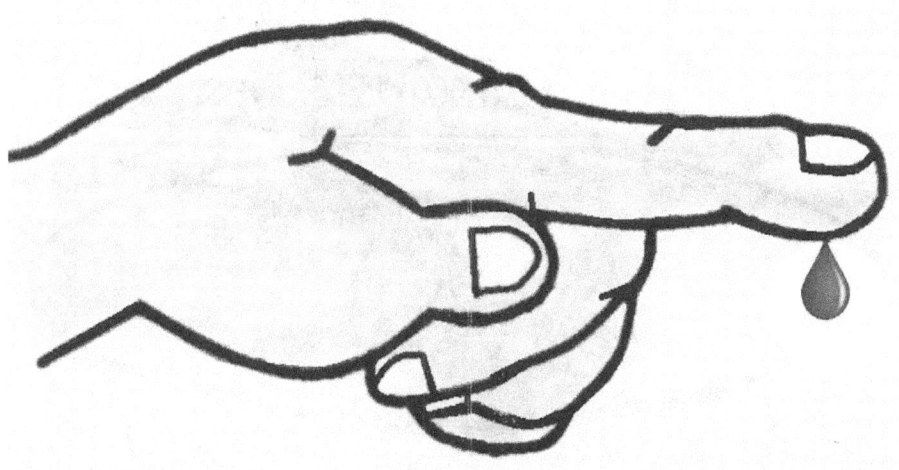

CONSEJO #1

CONTROLARSE LA DIABETES DIARIAMENTE: CUMPLIENDO EL TRATAMIENTO MEDICAMENTOSO INDICADO POR SU DOCTOR, MIDIÉNDOSE EL NIVEL DE AZÚCAR EN LA SANGRE CON EL GLUCÓMETRO Y COMIENDO LOS ALIMENTOS RECOMENDADOS POR LA DIETISTA.

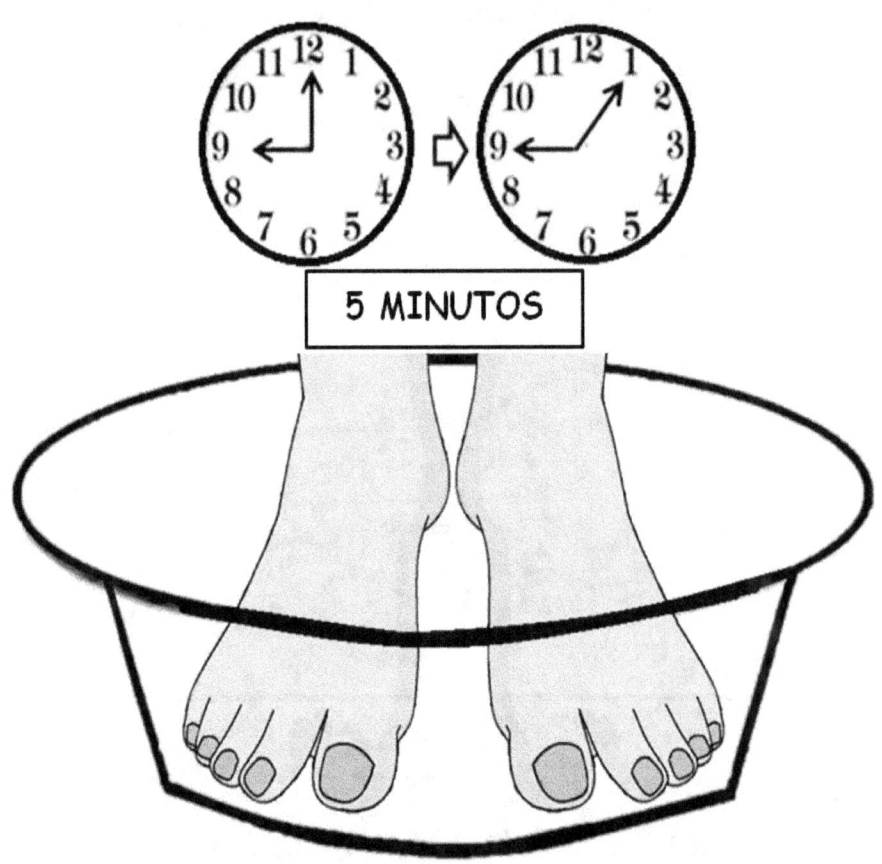

5 MINUTOS

CONSEJO #2
LÁVESE LOS PIES DIARIAMENTE DURANTE
5 MINUTOS, SUMERGIÉNDOLOS EN UNA
PALANGANA, CONTENIENDO AGUA
JABONOSA TIBIA, PONIENDO ESPECIAL
ÉNFASIS ENTRE LOS DEDOS.

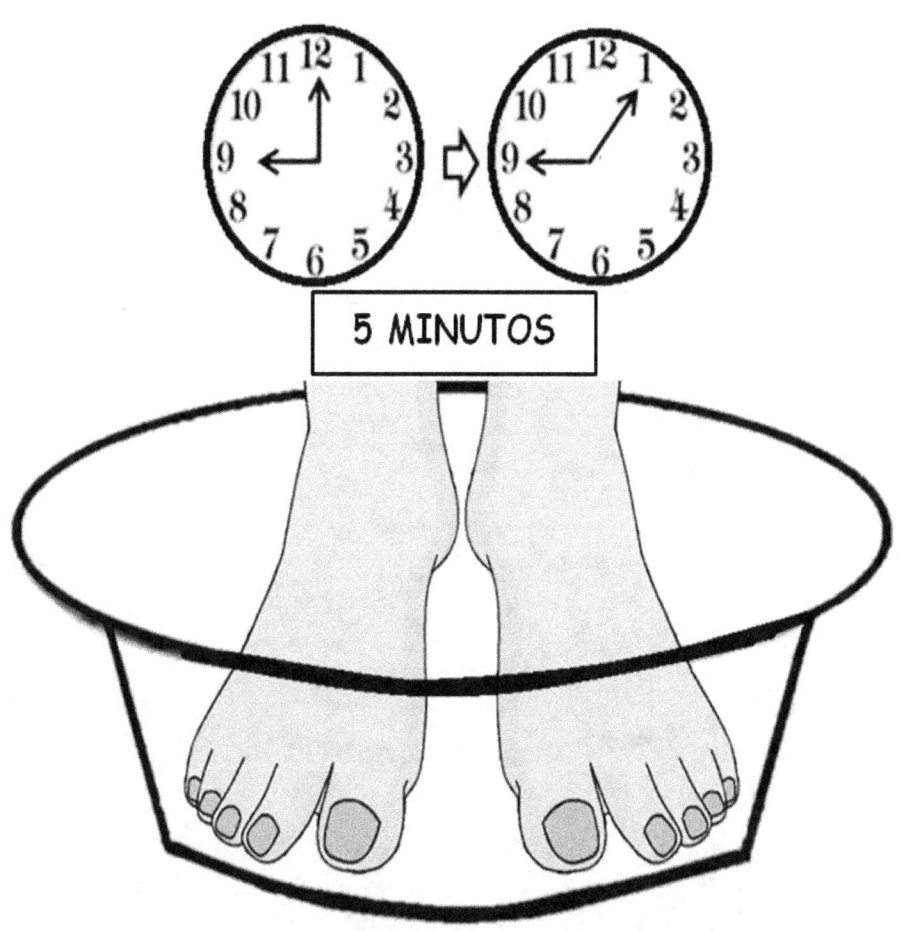

5 MINUTOS

CONSEJO #3
>EVITE EL USO DE JABONES CON INGREDIENTES DEMASIADO FUERTES.
>SI TIENE LA PIEL MUY SECA USE UN JABÓN HUMECTANTE
(QUE PRODUCE HUMEDAD), SI SU MÉDICO O EL PODIATRA SE LO RECOMIENDA.

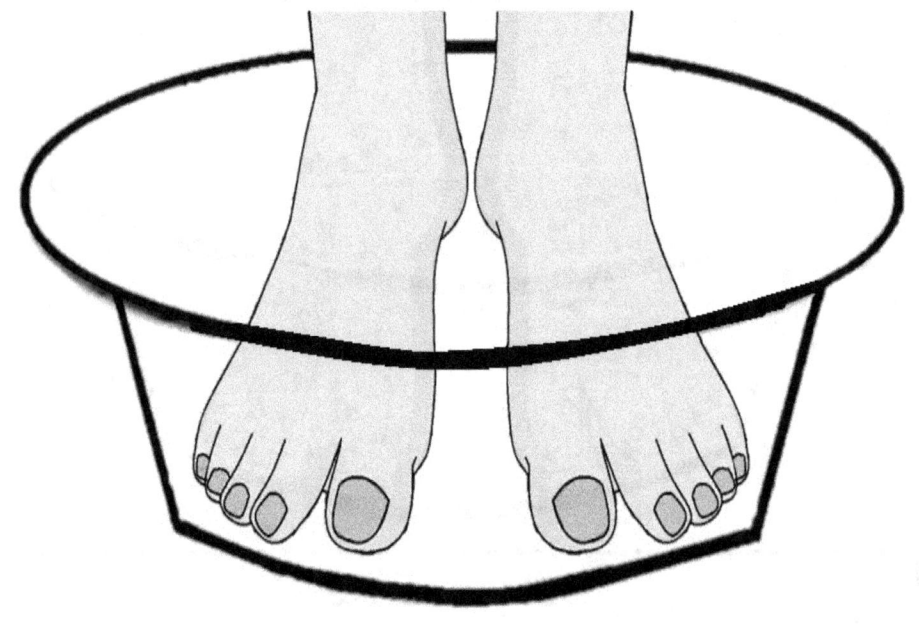

CONSEJO #3. CONTINUACIÓN. SI FUERA NECESARIO, EN ESTA ACTIVIDAD HIGIÉNICA, UTILICE LA AYUDA DE UN FAMILIAR, ASISTENTE DE ENFERMERÍA DEL PLAN DE SALUD AL QUE USTED PERTENECE O UNA AMISTAD.

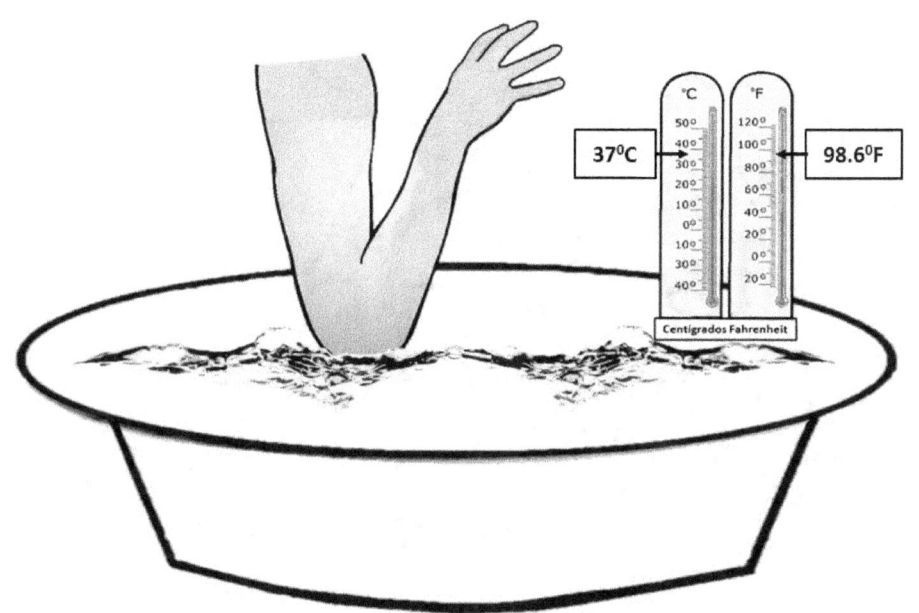

CONSEJO #4

>ANTES DE INTRODUCIR LOS PIES, COMPRUEBE LA TEMPERATURA DEL AGUA CON UNA PARTE DEL CUERPO DONDE USTED TENGA SENSACIÓN (EL CODO) O CON UN TERMÓMETRO PARA EVITAR QUEMARSE LA PIEL.
>UNA TEMPERATURA NO MAYOR DE LOS 37^0 CENTÍGRADOS O 98.6^0 FAHRENHEIT, PUDIERA SER ADECUADA.

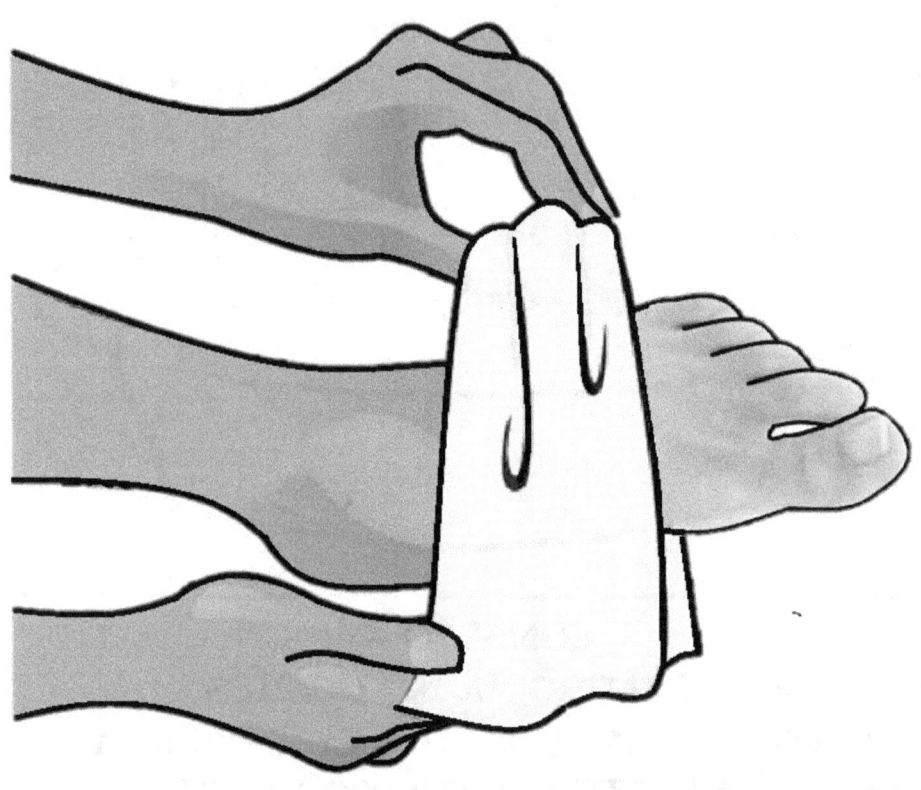

CONSEJO #5

SÉQUESE BIEN LOS PIES CON UNA TOALLA DE TEJIDO SUAVE (ALGODÓN), SIN FROTARLOS, HACIENDO DISCRETA PRESIÓN O DÁNDOSE PALMADITAS PARA QUE ABSORBA EL AGUA Y PONIENDO ESPECIAL ATENCIÓN ENTRE LOS DEDOS.

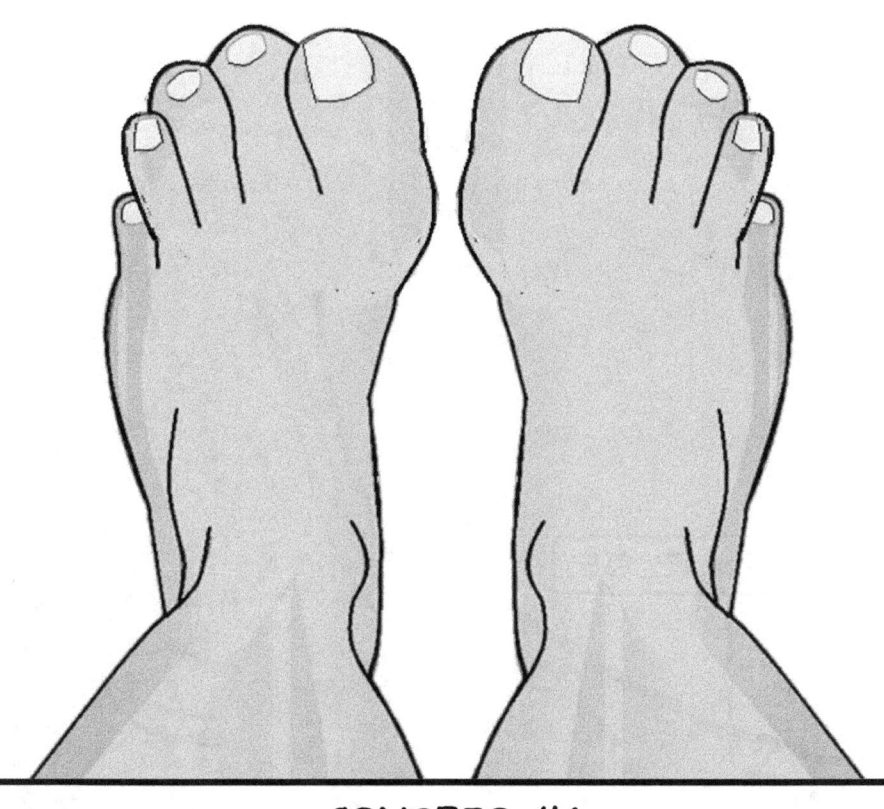

CONSEJO #6

>EXAMÍNESE LOS PIES TODOS LOS DÍAS, DESPUÉS DE LAVÁRSELOS.
>SI TIENE DIFICULTAD PARA INCLINARSE, LEVANTAR LOS PIES O PARA OBSERVÁRSELOS POR PADECER DE ARTRITIS, ARTROSIS, OBESIDAD O HABERLE AFECTADO LA DIABETES LA VISIÓN, SOLICITE LA AYUDA DE UN FAMILIAR EN LA CASA O LA ATENCIÓN DE UNA AUXILIAR DE ENFERMERÍA A SU PLAN DE SALUD.

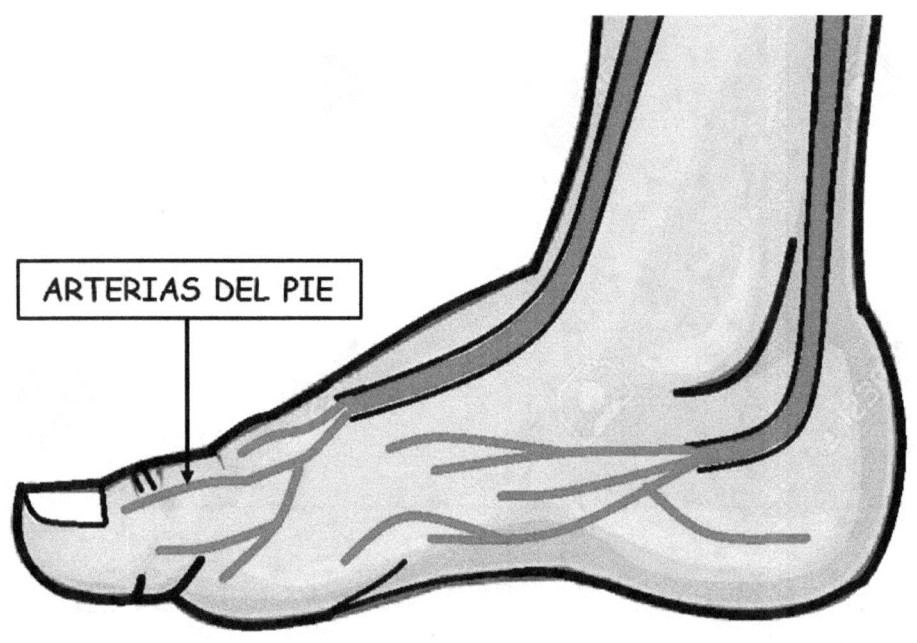

ARTERIAS DEL PIE

CONSEJO #7

>CUANDO ACUDA A SU CITA MÉDICA,
PREGÚNTELE AL DOCTOR SI USTED TIENE
PROBLEMAS CON LA CIRCULACIÓN
ARTERIAL EN LOS PIES (ENFERMEDAD
ARTERIAL PERIFÉRICA).
>EL CONOCERLO LE FACILITARA LA
INSPECCIÓN E INTERPRETACIÓN DE LOS
HALLAZGOS RELACIONADOS CON ESTA
CONDICIÓN.

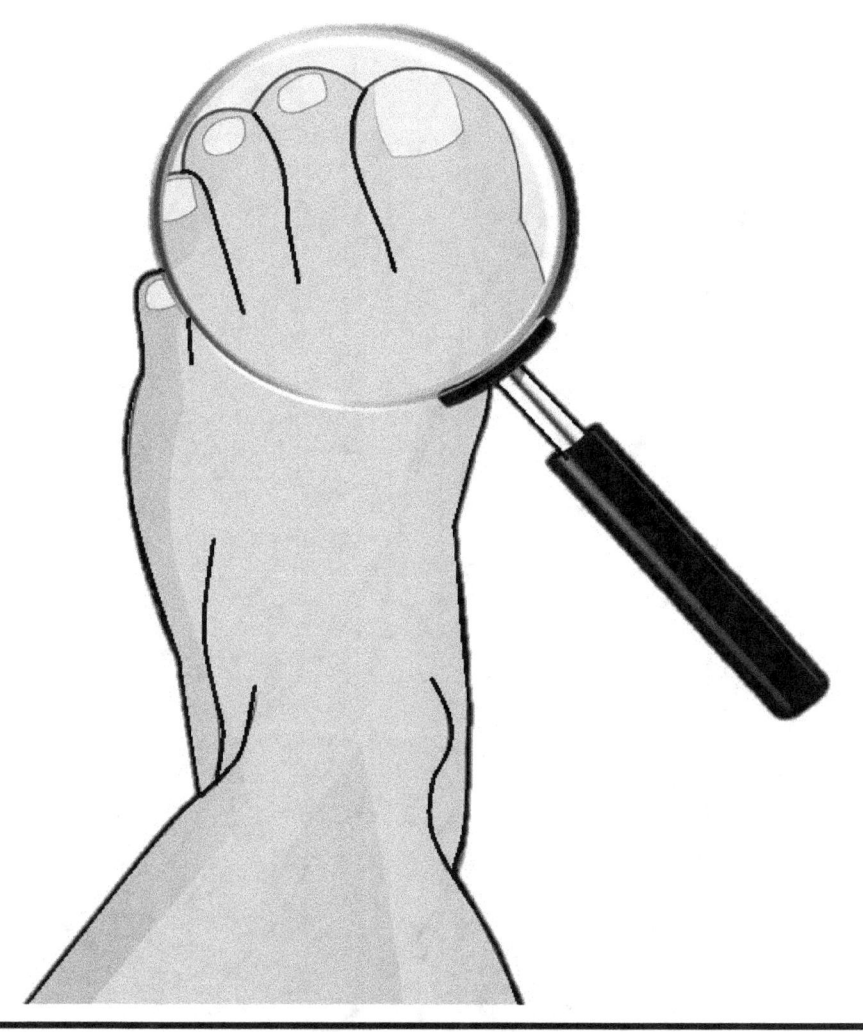

CONSEJO #8

>AL MIRARSE LOS PIES, INVESTIGUE:
>LA COLORACIÓN DE LA PIEL: SI ESTÁN
ROJOS, AZULES, PÁLIDOS (BLANCOS).
>LA TEXTURA (SENSACIÓN QUE LE
PRODUCE AL TACTO): SI LA PIEL ESTA
RUGOSA, MUY SECA, FRÍA O CALIENTE.

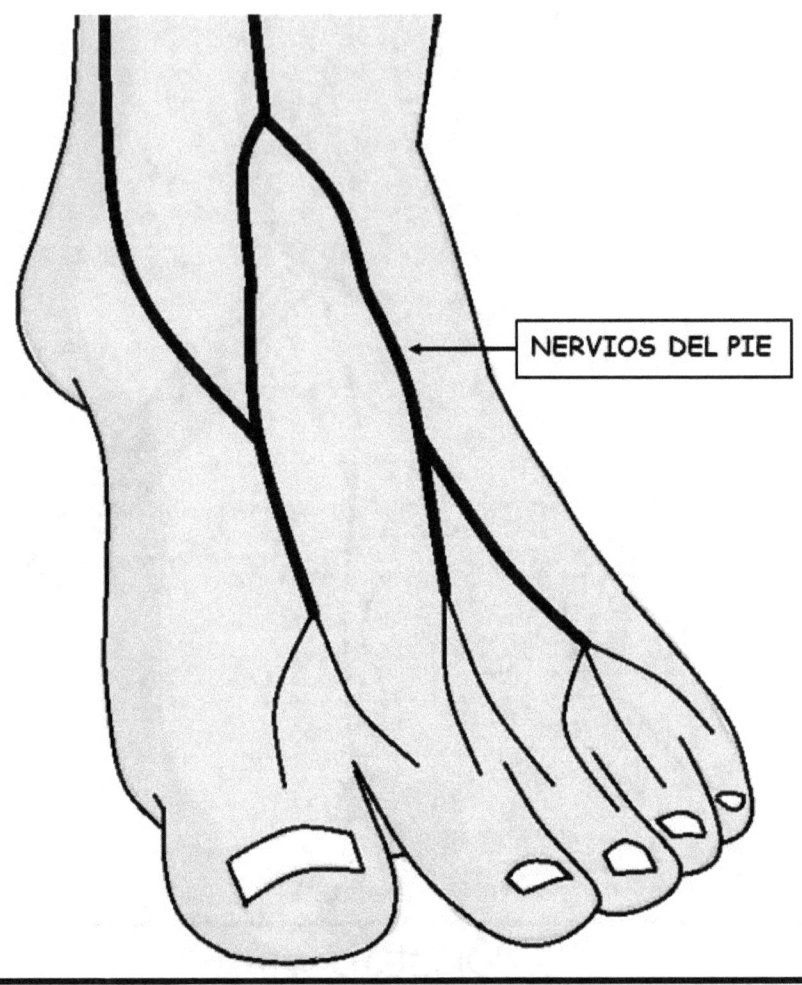

NERVIOS DEL PIE

CONSEJO #9
>CUANDO TENGA UNA CITA CON SU MÉDICO, PREGÚNTELE SI TIENE DAÑO EN LOS NERVIOS DE SUS PIES (NEUROPATÍA DIABÉTICA).
PARA INSPECCIONARSE LOS PIES CORRECTAMENTE, NECESITA CONOCERLO.

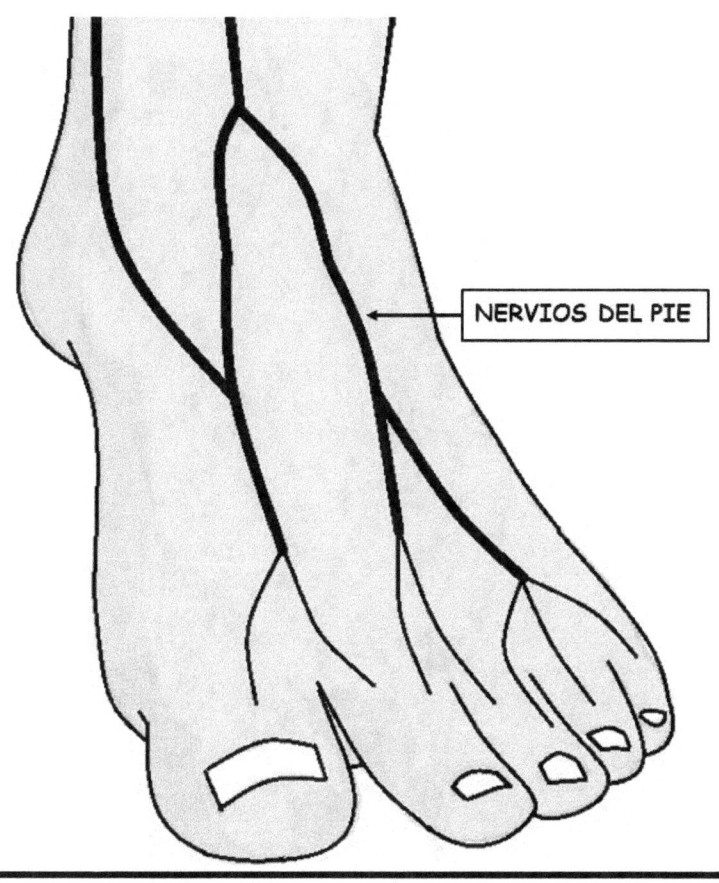

NERVIOS DEL PIE

CONSEJO #9. CONTINUACIÓN.
SI TIENE DAÑO EN LOS NERVIOS TENDRÁ
PERDIDA DE LA SENSIBILIDAD:
TÁCTIL, SI CUANDO SE TOCA LOS PIES,
NO SIENTE EL CONTACTO DE LOS DEDOS.
DOLOROSA, SE APRIETA Y NO PERCIBE
DOLOR (ANESTESIA)
Y TÉRMICA, ESTA INFLAMADO Y NO
APRECIA EL AUMENTO DE LA
TEMPERATURA.

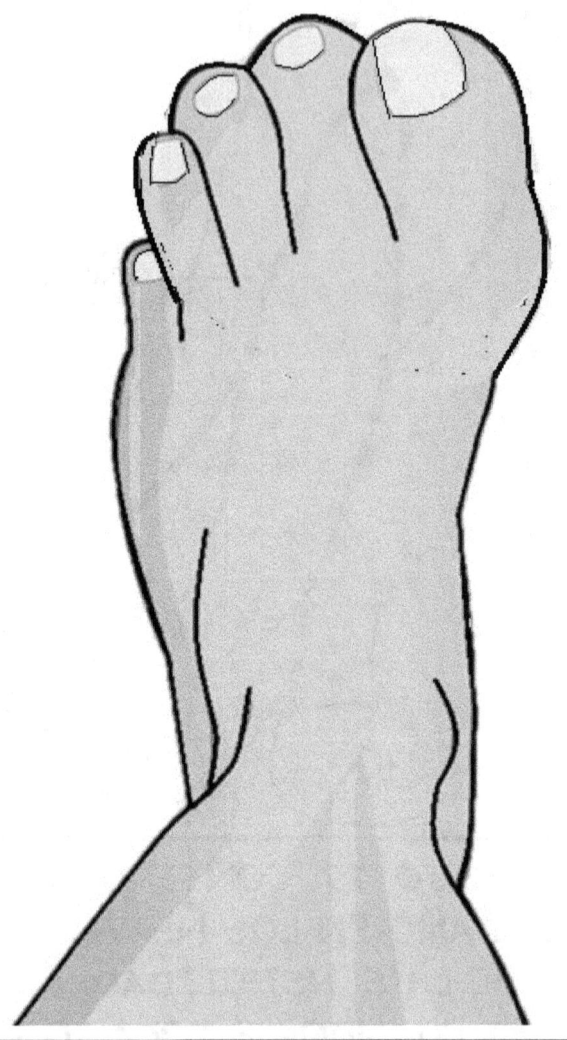

CONSEJO #10

>COMPRUEBE:

>SI HAY PÉRDIDA DE LOS PELOS DE LOS DEDOS, PIE O TERCIO INFERIOR DE LA PIERNA.

>SI EXISTE ALGÚN CAMBIO EN LA FORMA O EL TAMAÑO DEL PIE.

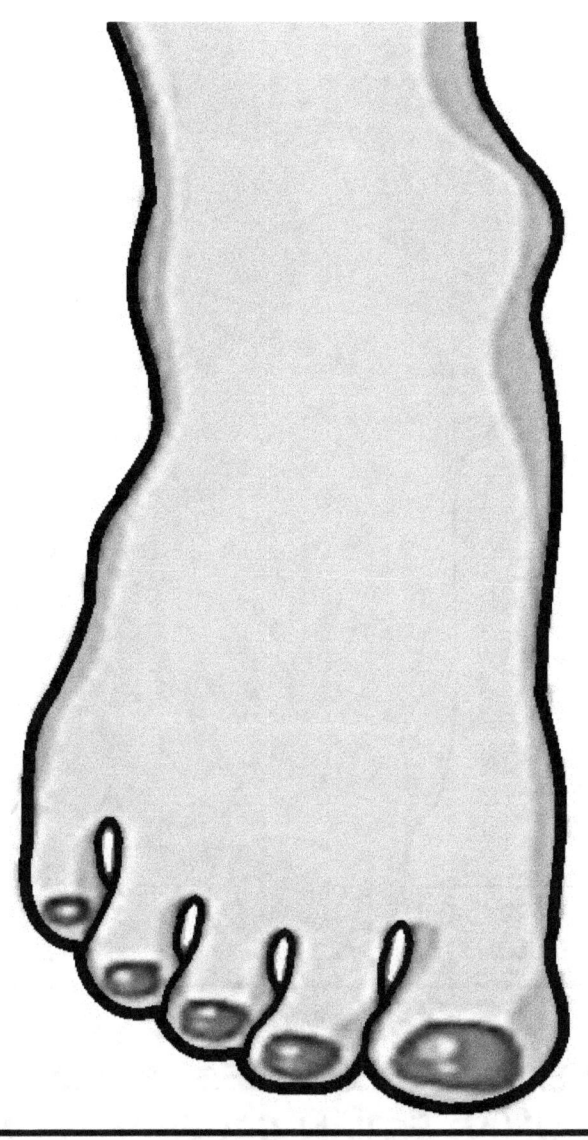

CONSEJO #11
NO SE PINTE LAS UÑAS DE LOS PIES, SE PUEDEN OCULTAR ALTERACIONES IMPORTANTES Y HACER DIFÍCIL INSPECCIONARLAS.

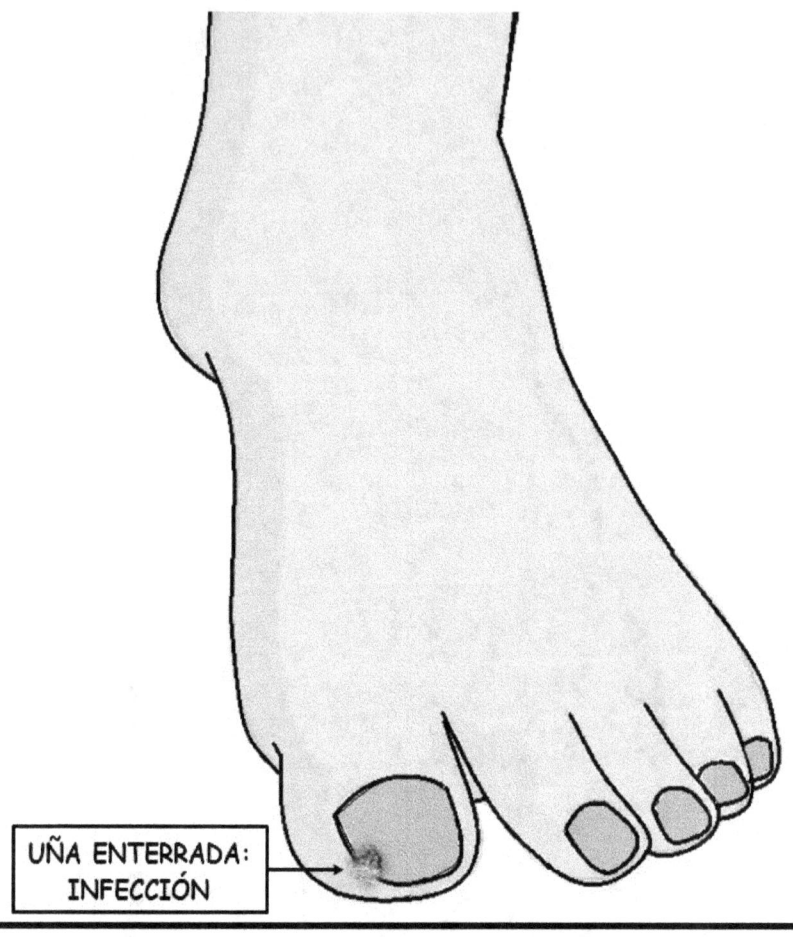

UÑA ENTERRADA: INFECCIÓN

CONSEJO #12

>AL OBSERVARSE LOS PIES, BUSQUE:
>SI LAS UÑAS ESTÁN GRUESAS, CON CAMBIOS DE COLORACIÓN O ENTERRADAS EN LOS BORDES CON SIGNOS DE INFLAMACIÓN.
>SI DETECTA ALGUNOS DE ESTOS SÍNTOMAS, CONSULTE CON SU MÉDICO PRIMARIO O CON EL PODIATRA.

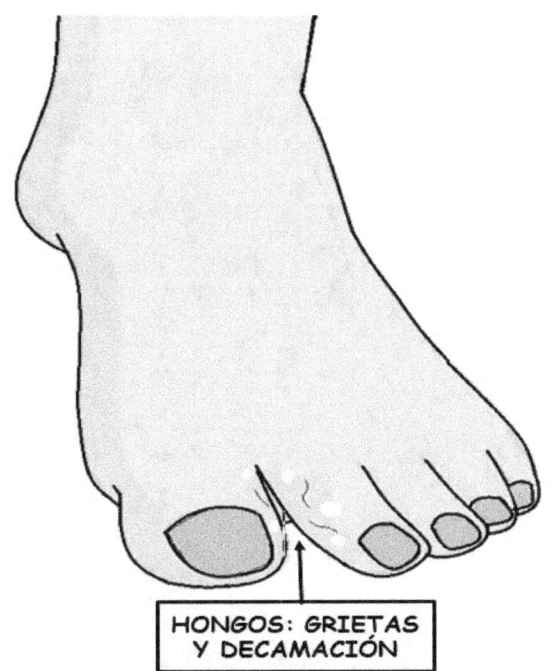

HONGOS: GRIETAS Y DECAMACIÓN

CONSEJO #13

>AL CONTEMPLAR LOS PIES, AVERIGÜE:

>SI EXISTEN HALLAZGOS QUE HAGAN PENSAR QUE HAY

 HONGOS EN LAS UÑAS O ENTRE LOS DEDOS DE LOS PIES: PICAZÓN, HUMEDAD EXCESIVA, MACERACIÓN DE LA PIEL (PIEL HUMEDECIDA Y BLANDA), CON ESCAMAS O COSTRAS, O RAJADA (GRIETAS) Y AMPOLLAS SIN O CON SALIDA DE LÍQUIDOS.

>SI DETECTA ALGUNOS DE ESTOS SÍNTOMAS, CONSULTE CON SU MÉDICO PRIMARIO O CON EL PODIATRA.

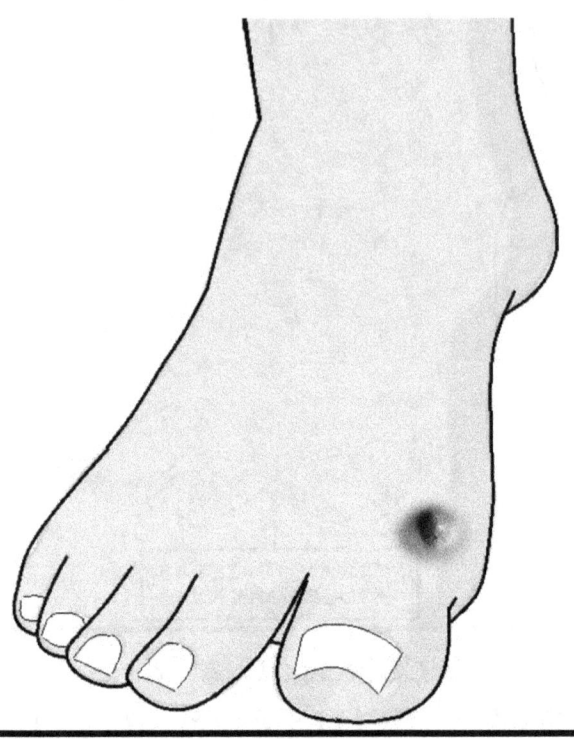

CONSEJO #14

-OBSERVE SI HAY ALGÚN SITIO EN LA PIEL DEL PIE CON SIGNOS DE INFECCIÓN:

>SIGNOS LOCALES: AUMENTO DE VOLUMEN, DE LA TEMPERATURA, ENROJECIMIENTO, DOLOR A LA PALPACIÓN, APERTURA DE LA PIEL, SUPURACIÓN O MAL OLOR.

>SÍNTOMAS GENERALES: DESCOMPENSACIÓN DE LA DIABETES, FIEBRE, ESCALOFRÍOS, MALESTAR GENERAL, DECAIMIENTO, FALTA DE APETITO.

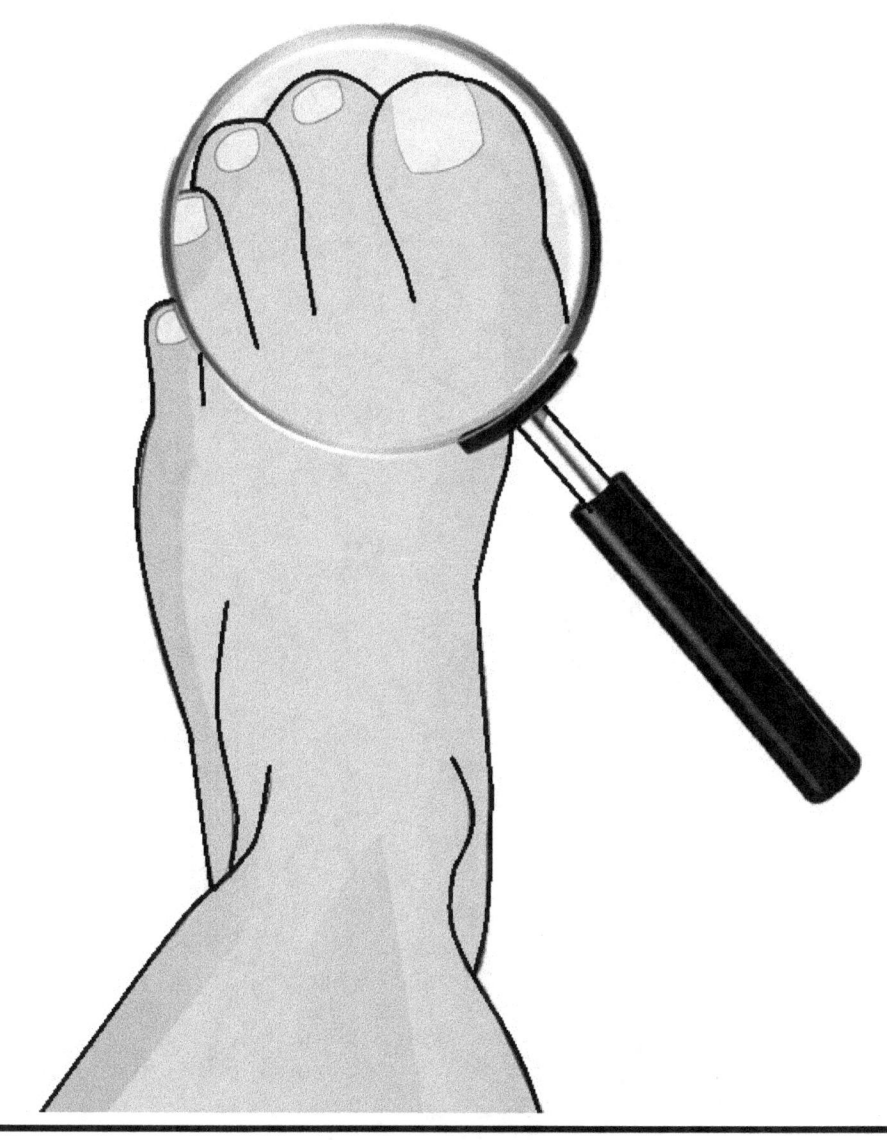

CONSEJO #15
BUSQUE LA PRESENCIA DE LESIONES:
ZONAS IRRITADAS, AMPOLLAS, SITIOS DE
ROCE O PRESIÓN, ÚLCERAS, GRIETAS,
CALLOS O CALLOSIDADES.

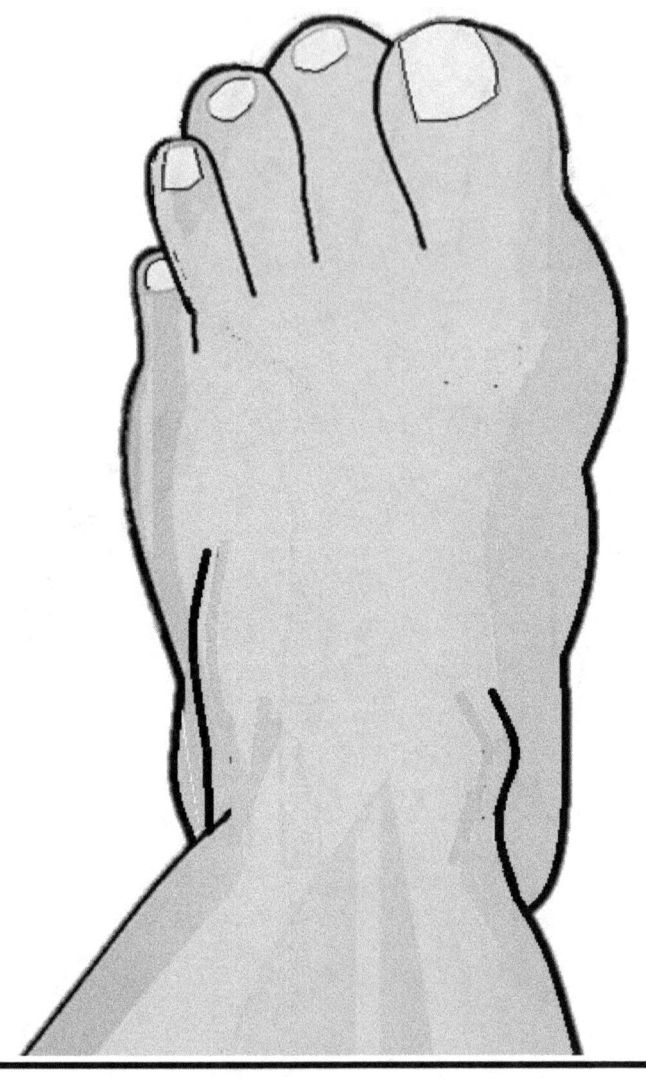

CONSEJO #16
OBSERVE SI EL PIE ESTA HINCHADO
(EDEMA DE UN SOLO PIE), SI SE HACE
DISCRETA PRESIÓN CON EL DEDO ÍNDICE
EN EL TOBILLO Y LE DEJA UNA DEPRESIÓN
O HUEQUITO.

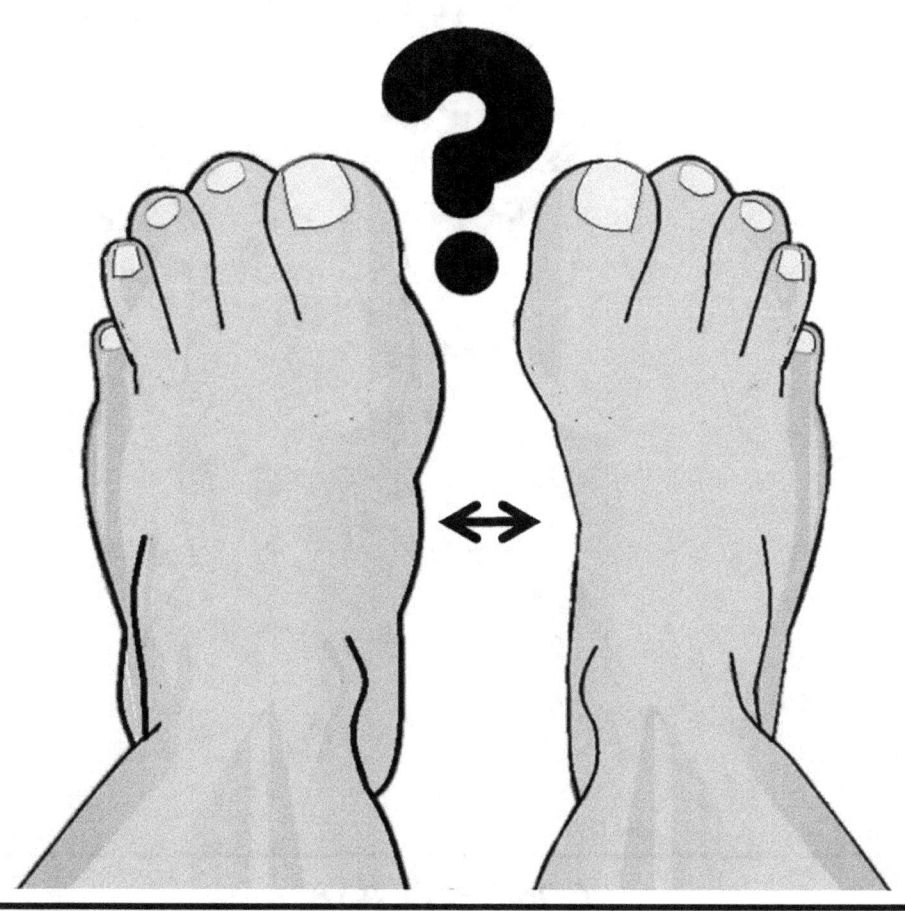

CONSEJO #17
SI TIENE DUDAS SOBRE ALGÚN HALLAZGO,
COMPARE UN PIE CON EL OTRO, SI ESTÁ
SANO.

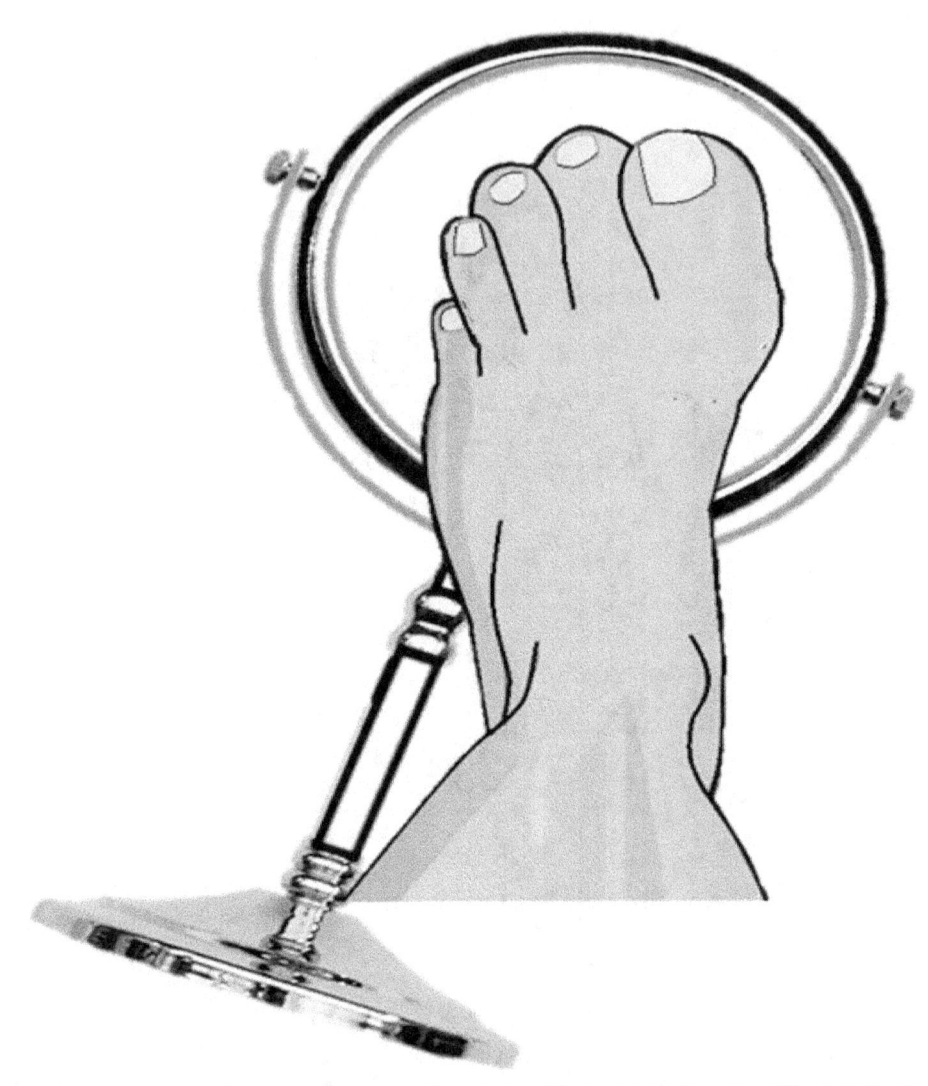

CONSEJO #18

PARA EXAMINARSE LA PLANTA DEL PIE
UTILICE UN ESPEJO GRANDE DE AUMENTO.
SI LE ES MUY DIFÍCIL SOSTENERLO,
COLÓQUELO SOBRE EL PISO PARA
FACILITARLE LA OBSERVACIÓN.

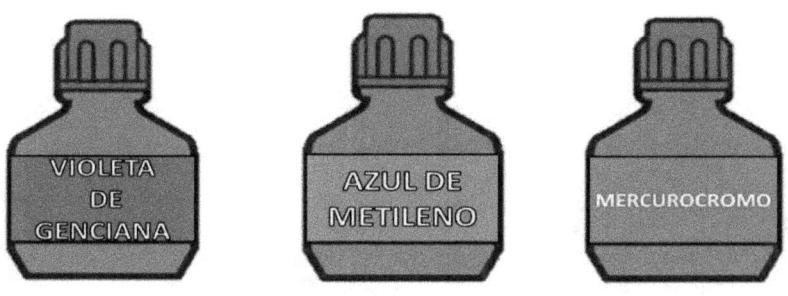

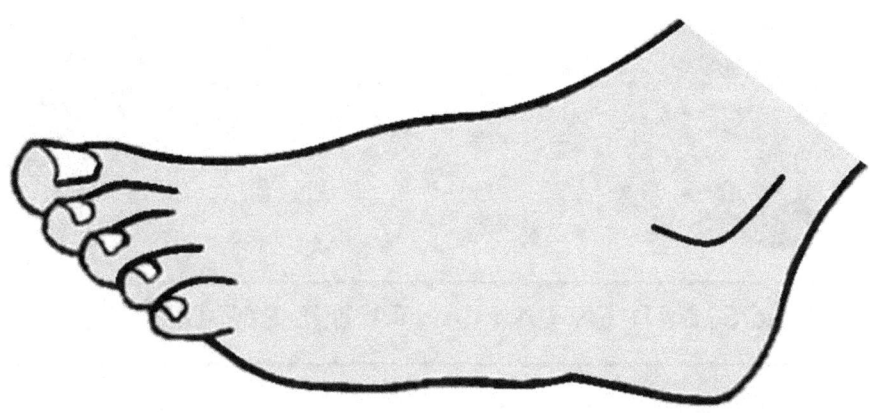

CONSEJO #19

NO SE APLIQUE NINGUNA CREMA O LOCIÓN QUE LE MODIFIQUE LA COLORACIÓN DE LA PIEL Y LE DIFICULTE, ENMASCARE O CONFUNDA CUANDO SE INSPECCIONE LOS PIES.

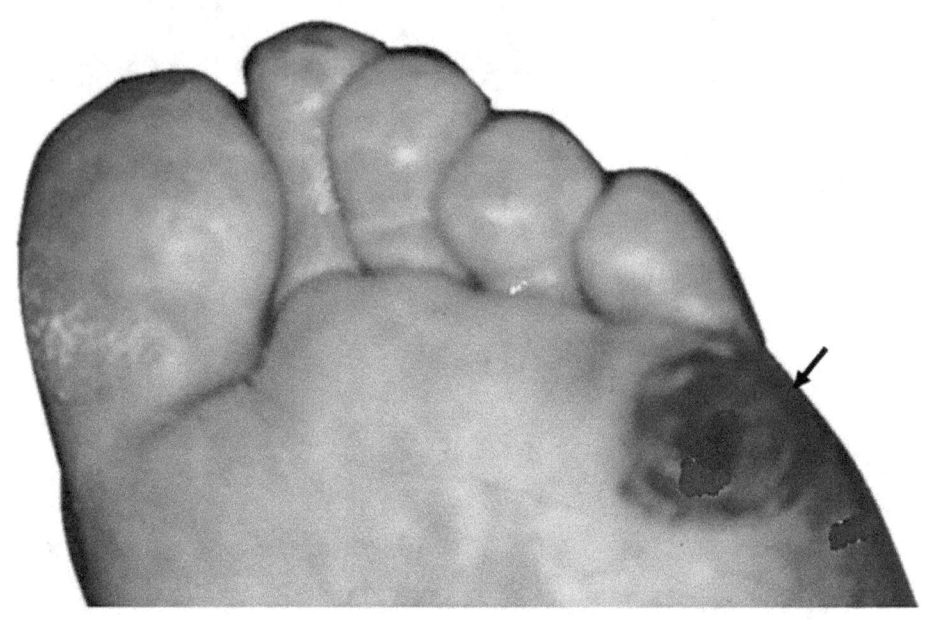

CALLOSIDAD EN LA PLANTA DEL PIE IZQUIERDO

CONSEJO #20
CONSULTE AL MÉDICO PRIMARIO O A SU
PODIATRA SOBRE CUALQUIER CALLOSIDAD
O CALLO EN SUS PIES. CUANDO APARECEN
ES INDICATIVO DE QUE EN ESA ZONA
EXISTE UNA PRESIÓN O ROCE
INADECUADO.

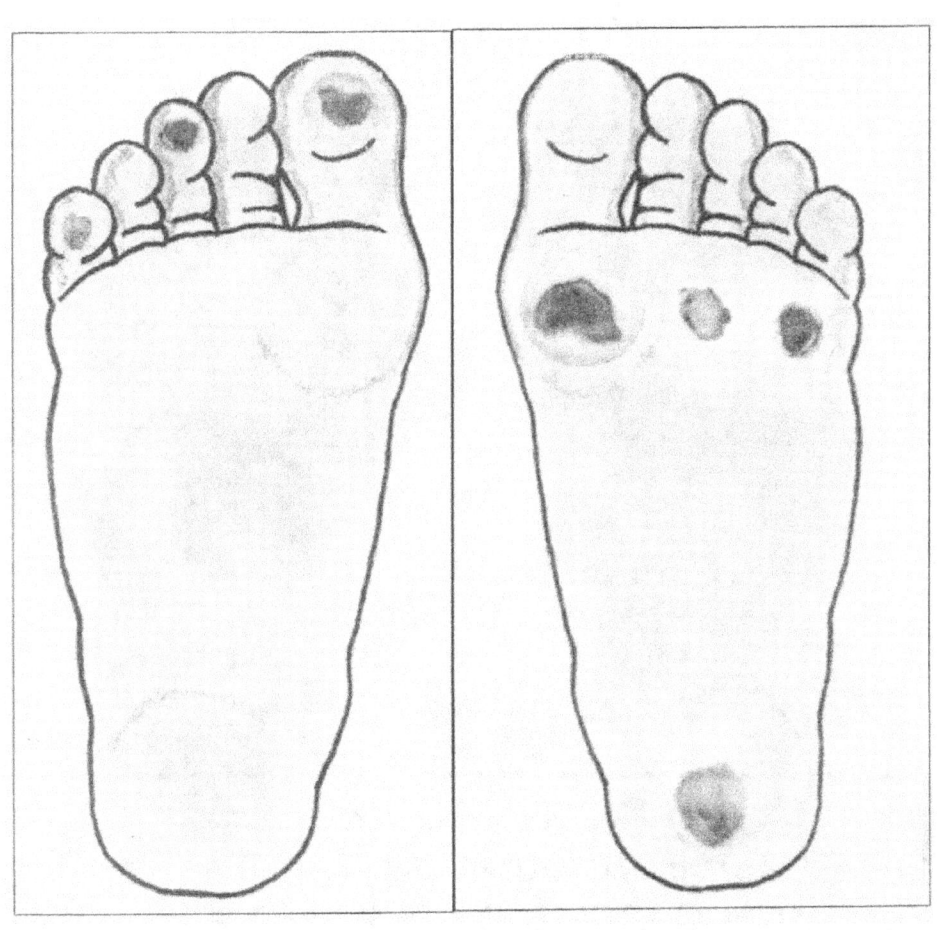

SITIOS MÁS FRECUENTES DE LOCALIZACIÓN DE LAS CALLOSIDADES Y DE LAS ÚLCERAS PLANTARES.

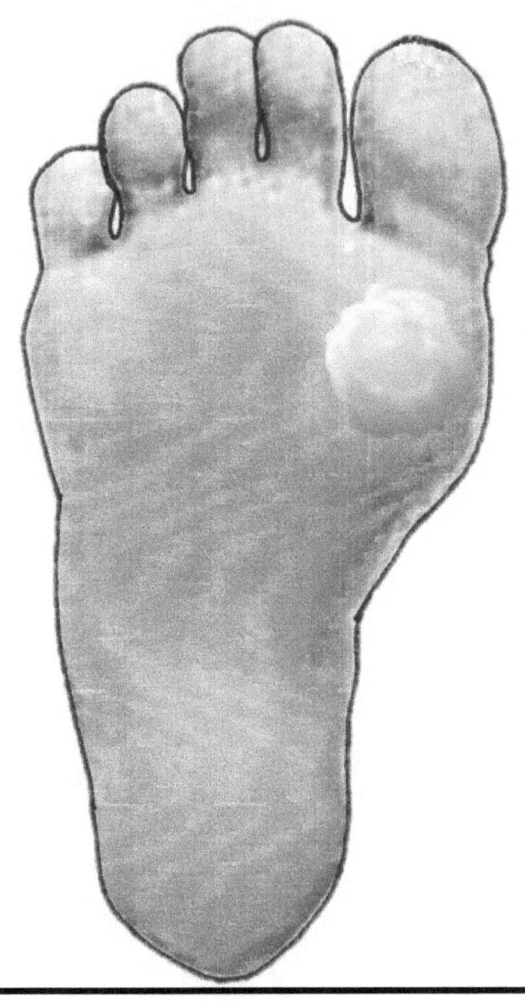

CONSEJO #21

NO UTILICE NINGUNA SUSTANCIA
QUÍMICA O LÍQUIDOS REMOVEDORES, NI
PARCHES, NI MÉTODOS MECÁNICOS PARA
REBAJAR LAS CALLOSIDADES O LOS
CALLOS SIN CONSULTAR CON SU MÉDICO
O AL PODIATRA, POR LA POSIBILIDAD DE
PROVOCARLE UNA LESIÓN.

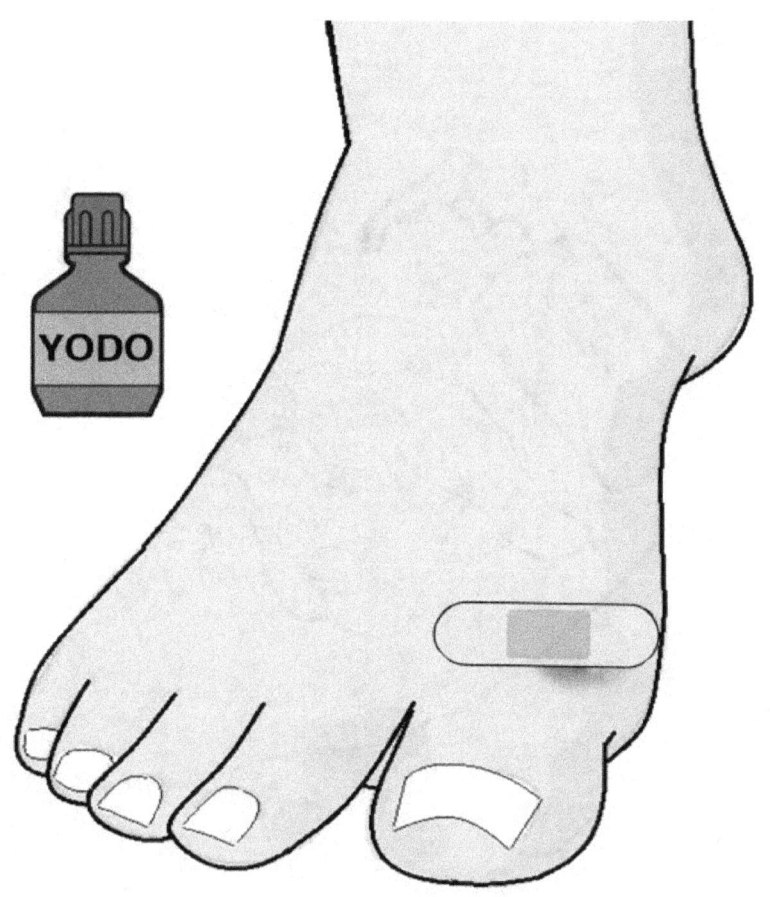

CONSEJO #22
>EVITE EL USO DE ANTISÉPTICOS FUERTES
O IRRITANTES EN LESIONES DEL PIE SIN
CONSULTAR CON SU MÉDICO O AL
PODIATRA.
> NO SE APLIQUE CURITAS NI
ESPARADRAPOS EN AFECCIONES DEL PIE,
PODRÍAN OCASIONARLE UNA LESIÓN EN
LA PIEL ADYACENTE.

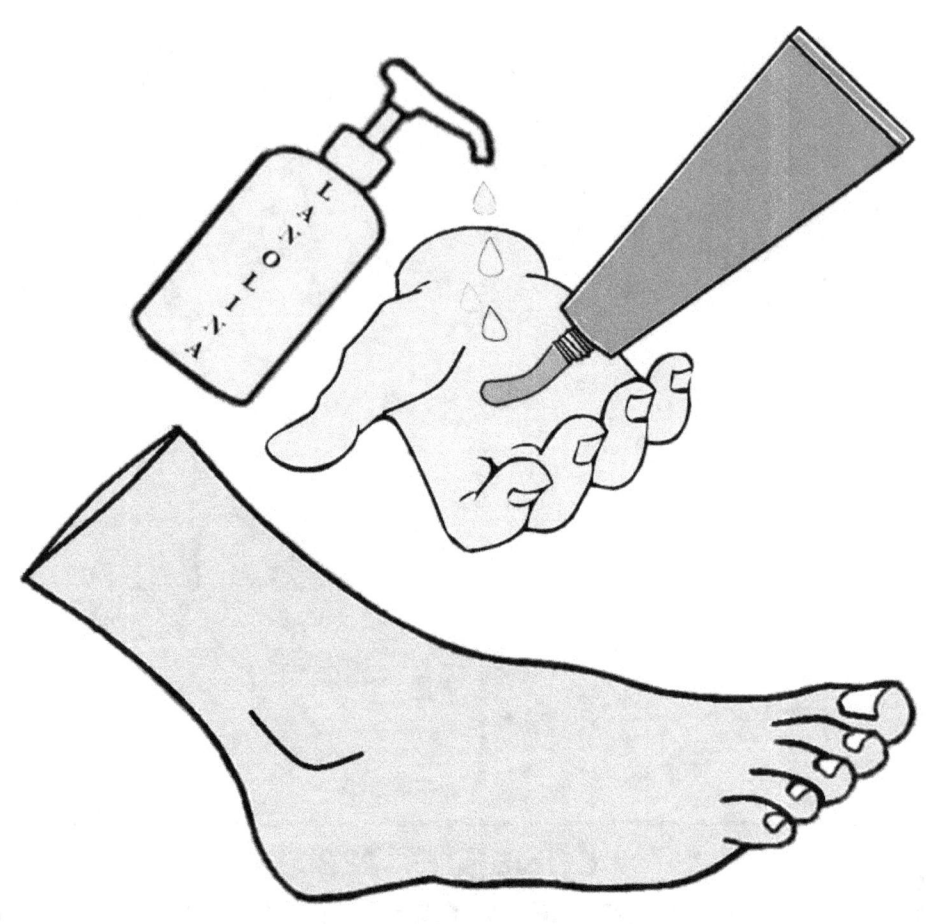

CONSEJO #23

DESPUÉS DEL EXAMEN DE SUS PIES, DESE MASAJES SUAVES CON UNA LOCIÓN, CREMA O POMADA RECOMENDADA POR SU MÉDICO O EL PODÓLOGO, ESPECIALMENTE DONDE HAYA CALLOSIDADES, SEQUEDAD Y GRIETAS. NO SE LA APLIQUE ENTRE LOS DEDOS DE LOS PIES.

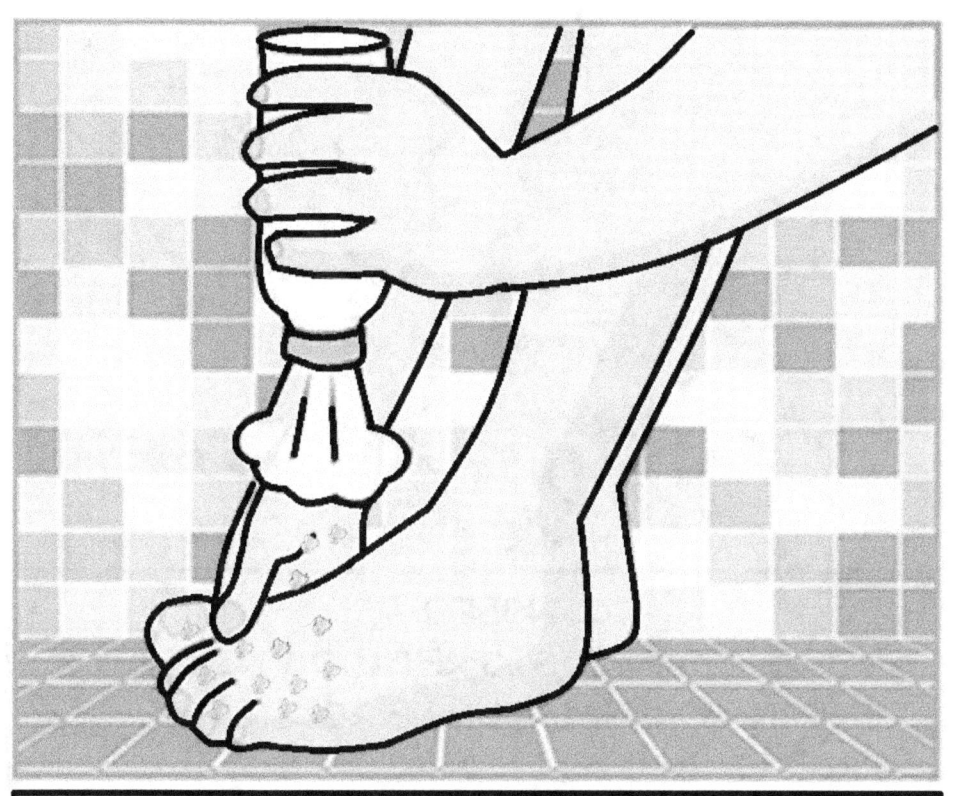

CONSEJO #24.
UNA VEZ TERMINADO EL MASAJE DIARIO,
APLÍQUESE TALCO EN LOS PIES, ENTRE
LOS DEDOS Y SI LE SUDAN DEMASIADO,
HÁGALO DOS O TRES VECES AL DÍA.

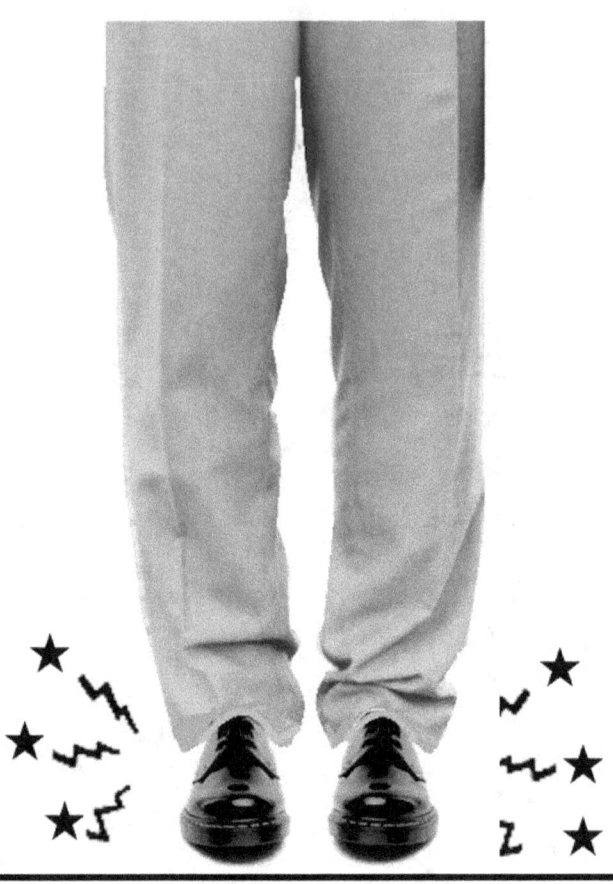

CONSEJO #25

>NO USE ZAPATOS APRETADOS NI QUE TENGAN CORREAS QUE LE ROCEN O APRIETEN LA PIEL.

>EVITE PONERSE ZAPATOS SIN USAR MEDIAS, LE PUEDEN PROVOCAR AMPOLLAS O LESIONES EN LOS PIES.

>NO UTILICE ZAPATOS DEMASIADO HOLGADOS QUE LE BAMBOLEEN EN EL PIE CUANDO CAMINA.

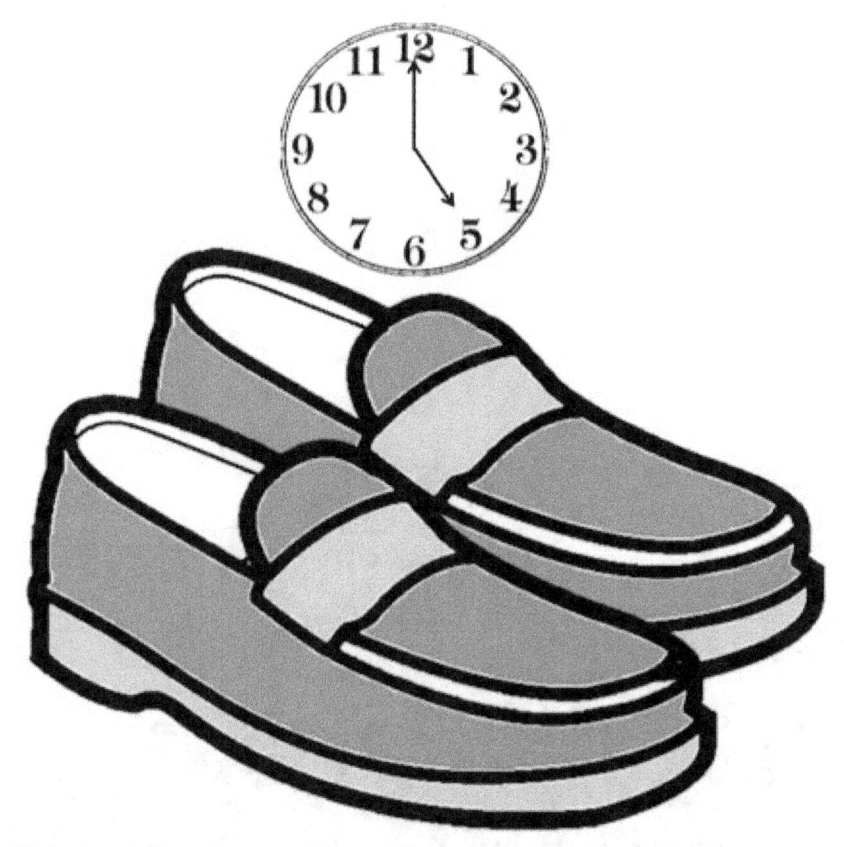

CONSEJO #26

>COMPRE ZAPATOS EN HORAS DE LA TARDE, CUANDO LOS PIES ESTÁN MÁS HINCHADOS.

>SOLICÍTELOS DE PUNTA ANCHA Y PIEL BLANDA, DE CORDONES O VELCRO PARA PODER AJUSTÁRSELO A SU GUSTO.

>SI USA SOPORTES, LLÉVELOS A LA TIENDA Y PRUÉBESE LOS ZAPATOS CON ELLOS ADENTRO.

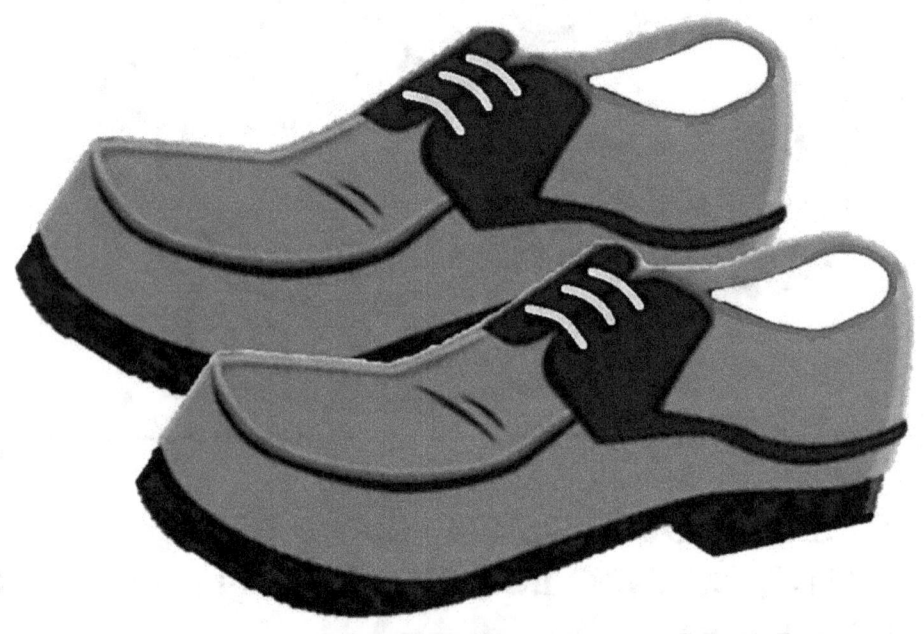

CONSEJO #27
DURANTE LA COMPRA DE ZAPATOS TENGA
EN CUENTA LOS SIGUIENTES
REQUISITOS:
QUE EL MATERIAL TRANSPIRE EL CALOR,
TACONES BAJOS (MÁXIMO 5 CM) Y
PLANTILLA ACOLCHADA.

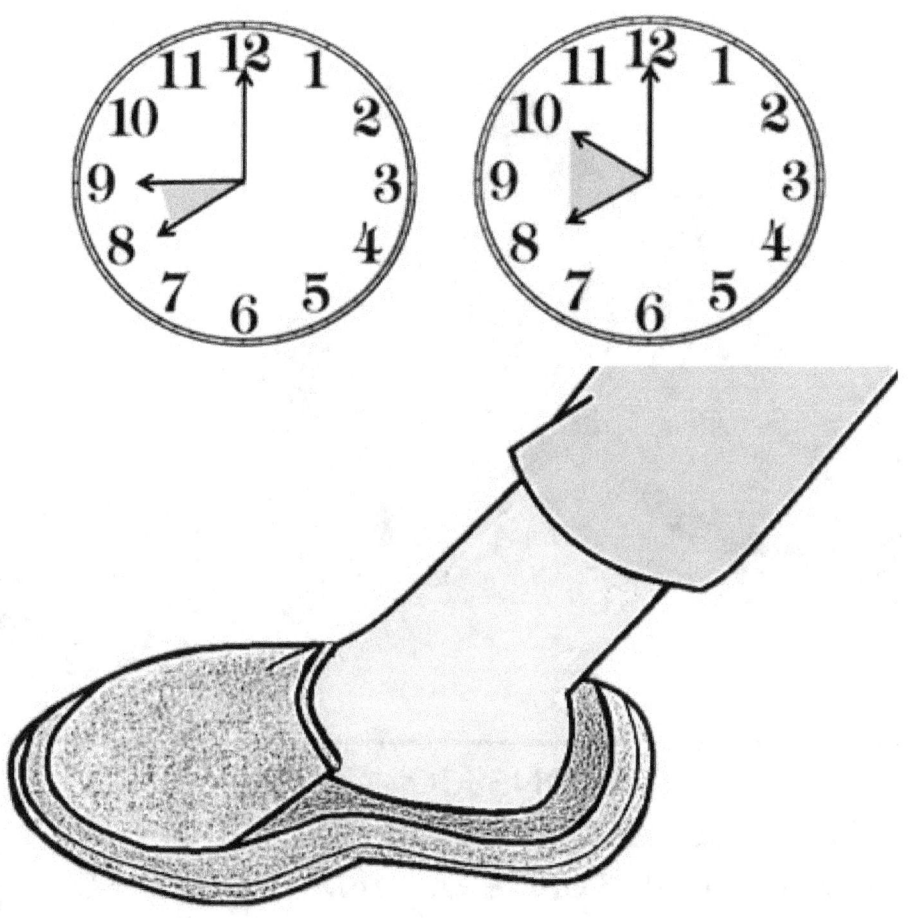

CONSEJO #28
USE LOS ZAPATOS NUEVOS SÓLO 1 A 2
HORAS LOS PRIMEROS DÍAS Y AUMENTE
MEDIA HORA CADA TRES DÍAS, SI NO LE
HAN CAUSADO PROBLEMAS.

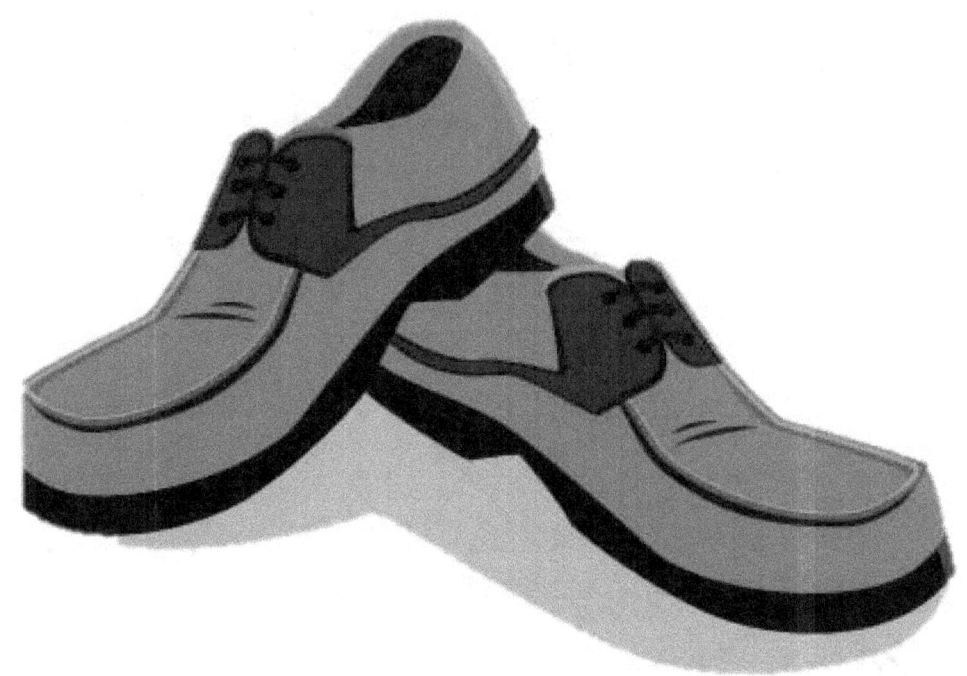

CONSEJO #29

>EVITE LOS ZAPATOS DE PIEL DURA (PLÁSTICOS), PUNTERA FINA, ASÍ COMO LAS SANDALIAS CON CORREAS ENTRE LOS DEDOS.

>LOS ZAPATOS DE PIEL BLANDA, TENIS O ZAPATILLAS DE DEPORTES SON ADECUADOS PARA UTILIZAR.

>LOS ZAPATOS CON CIERRE ELÁSTICO LE FACILITAN PONÉRSELOS Y QUITÁRSELOS.

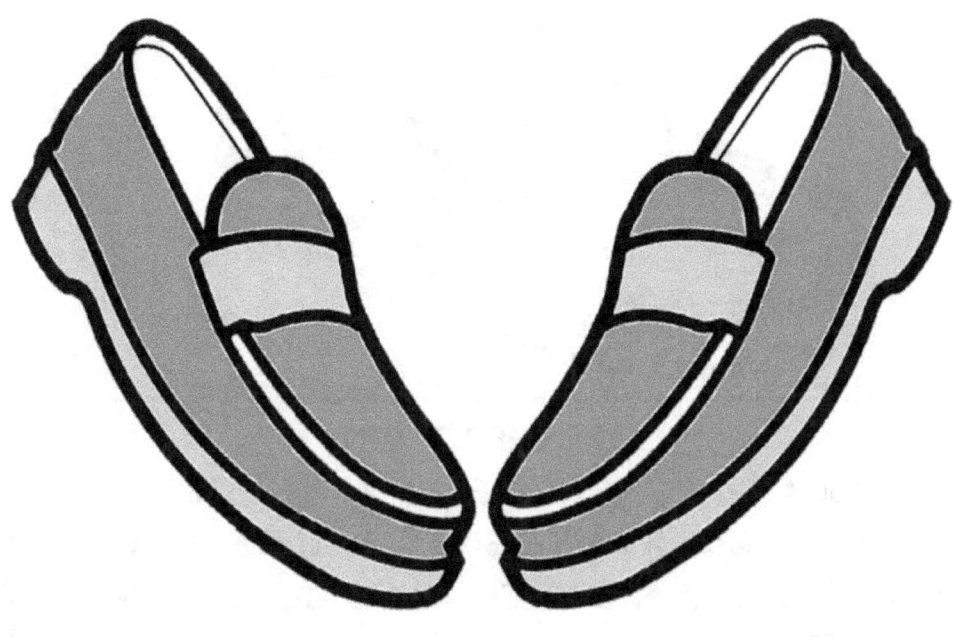

CONSEJO #30
CÁMBIESE DE ZAPATOS DOS VECES AL DÍA
PARA PERMUTAR LOS PUNTOS DE APOYO Y
ROCES CON UN MISMO TIPO DE ZAPATO.

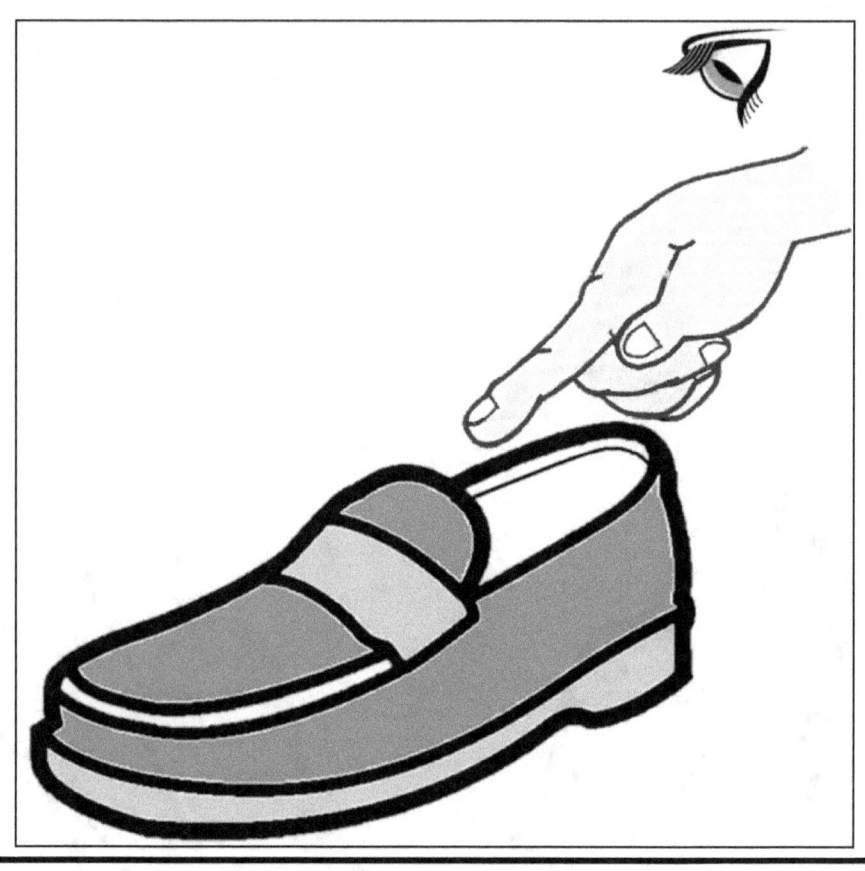

CONSEJO #31

NUNCA SE PONGA LOS ZAPATOS SIN ANTES OBSERVARLOS EN SU INTERIOR E INSPECCIONARLOS CON LOS DEDOS POR DENTRO.

INVESTIGUE LA PRESENCIA DE ALGÚN OBJETO PUNZANTE, PIEDRECITA, ARRUGA EN LA SUELA INTERNA O BORDE PRONUNCIADO DE UNA COSTURA QUE LE PUEDAN CAUSAR LESIONES.

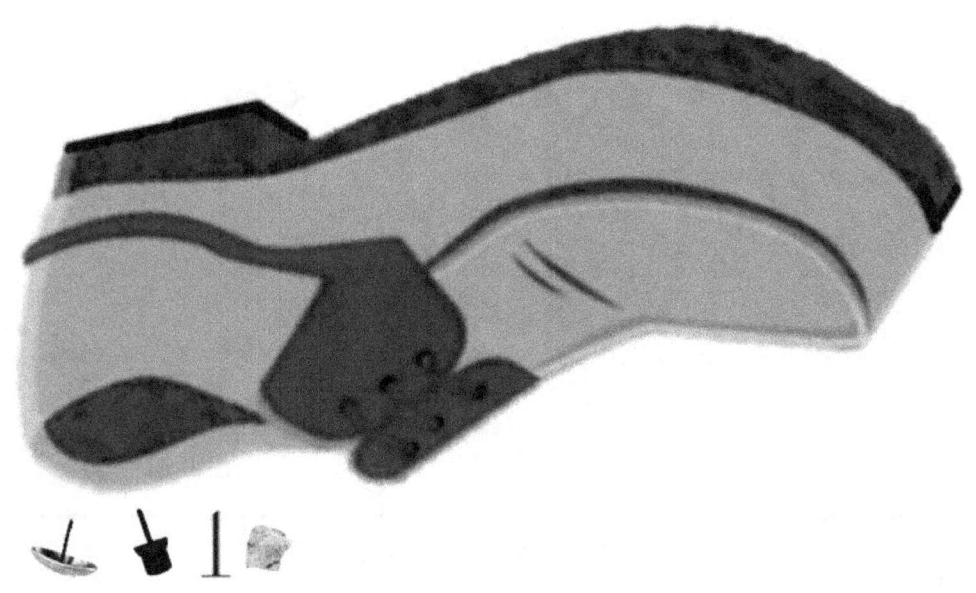

CONSEJO #32
COLOQUE LOS ZAPATOS EN POSICIÓN
INVERTIDA Y SACÚDALOS VARIAS VECES
INTENTANDO EXPULSAR ALGÚN CUERPO
EXTRAÑO QUE PUDIERA ESTAR EN SU
INTERIOR Y PROVOCARLE UNA LESIÓN EN
EL PIE.

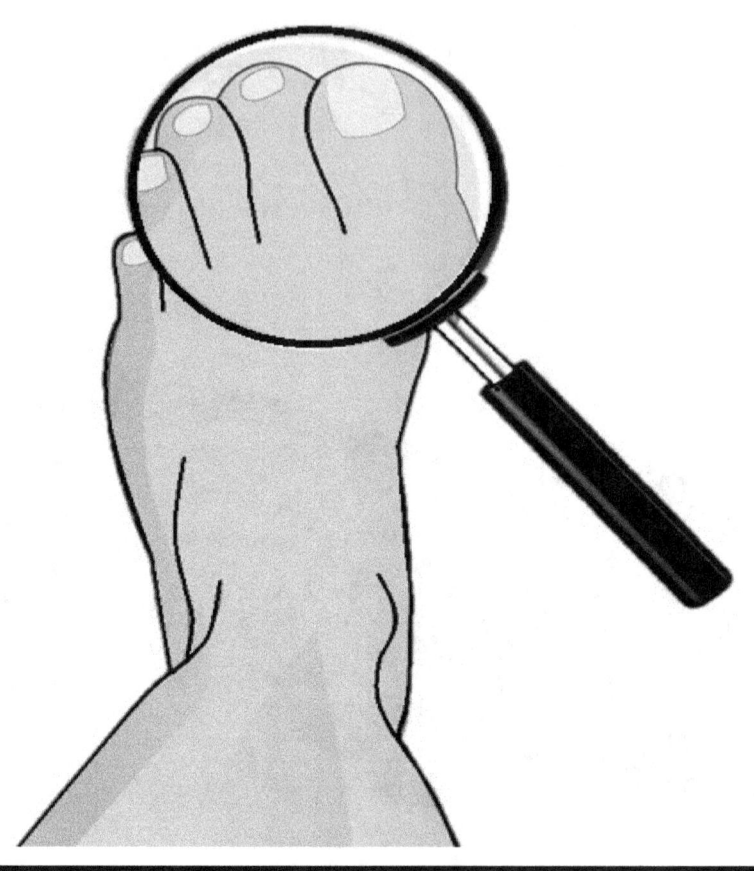

CONSEJO #33

> EXAMÍNESE LOS PIES TODOS LOS DÍAS, CUANDO SE QUITE LOS ZAPATOS,

> SI TIENE DIFICULTAD PARA INCLINARSE, LEVANTAR LOS PIES O PARA OBSERVÁRSELOS POR PADECER DE ARTRITIS, ARTROSIS, OBESIDAD O HABERLE AFECTADO LA DIABETES LA VISIÓN, SOLICITE LA AYUDA DE UN FAMILIAR EN LA CASA.

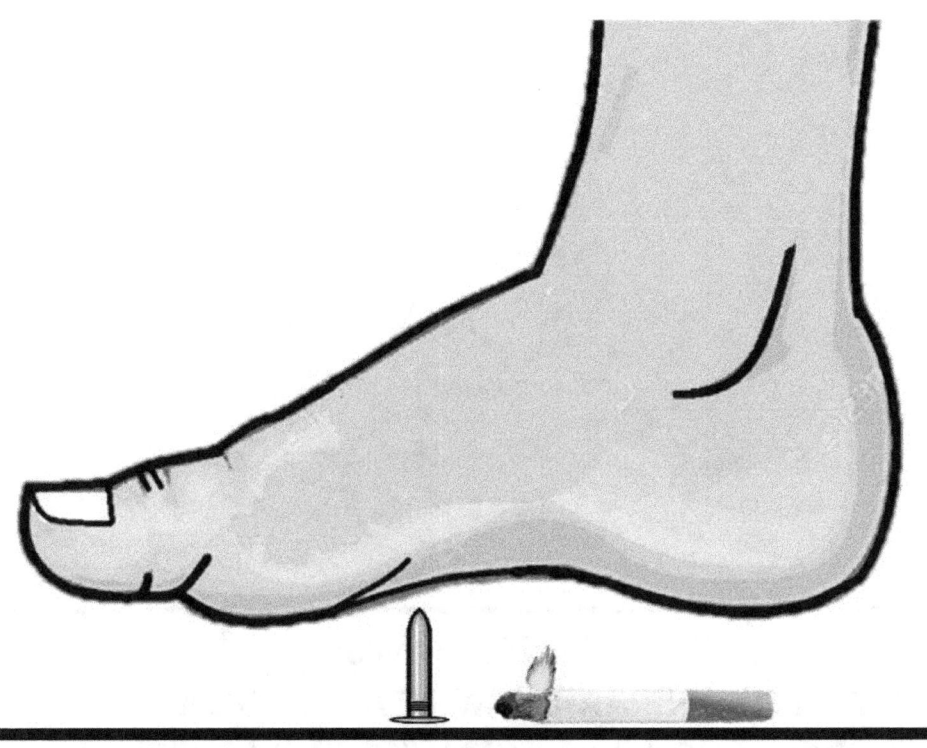

CONSEJO #34
NO CAMINE DESCALZO EN NINGÚN TIPO
DE SUPERFICIE, UN TROPEZÓN O UNA
PISADA FATAL PUDIERAN TRAERLE SERIAS
CONSECUENCIAS EN EL PIE.

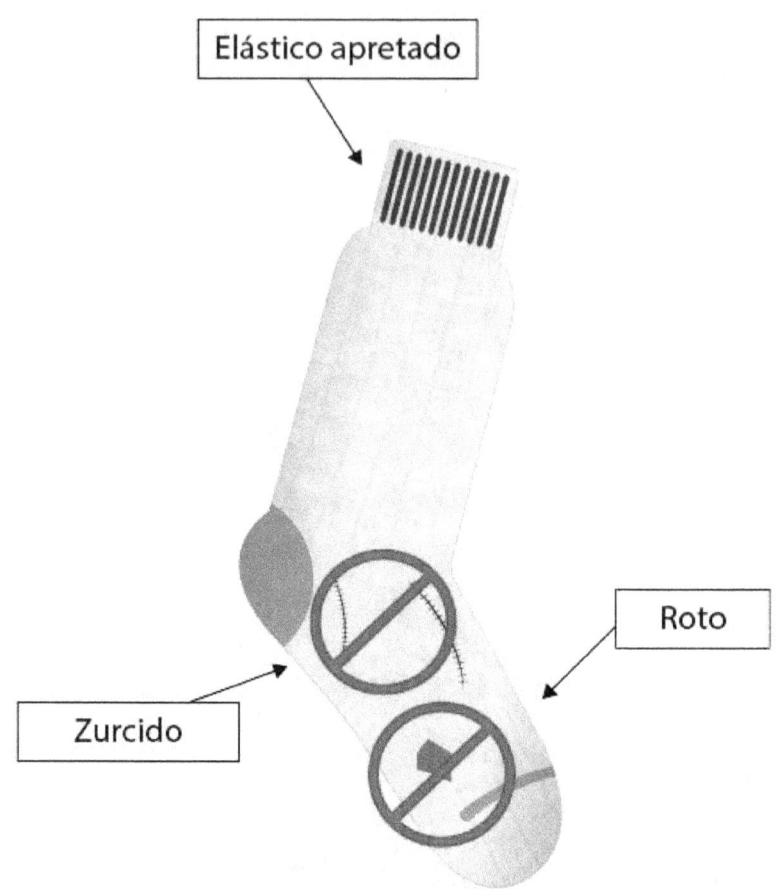

Elástico apretado

Roto

Zurcido

CONSEJO #35

UTILICE UN PAR DE MEDIAS LIMPIAS
TODOS LOS DÍAS, SIN COSTURAS NI
ROTURAS, NI CON ELÁSTICO APRETADO Y
QUE NO LE QUEDEN ARRUGADAS NI
DOBLADAS AL PONÉRSELAS.
SI CUANDO SE LAS QUITA, NOTA UN
SURCO CIRCULAR EN LA PIEL DE LAS
PIERNAS, DESÉCHELAS.

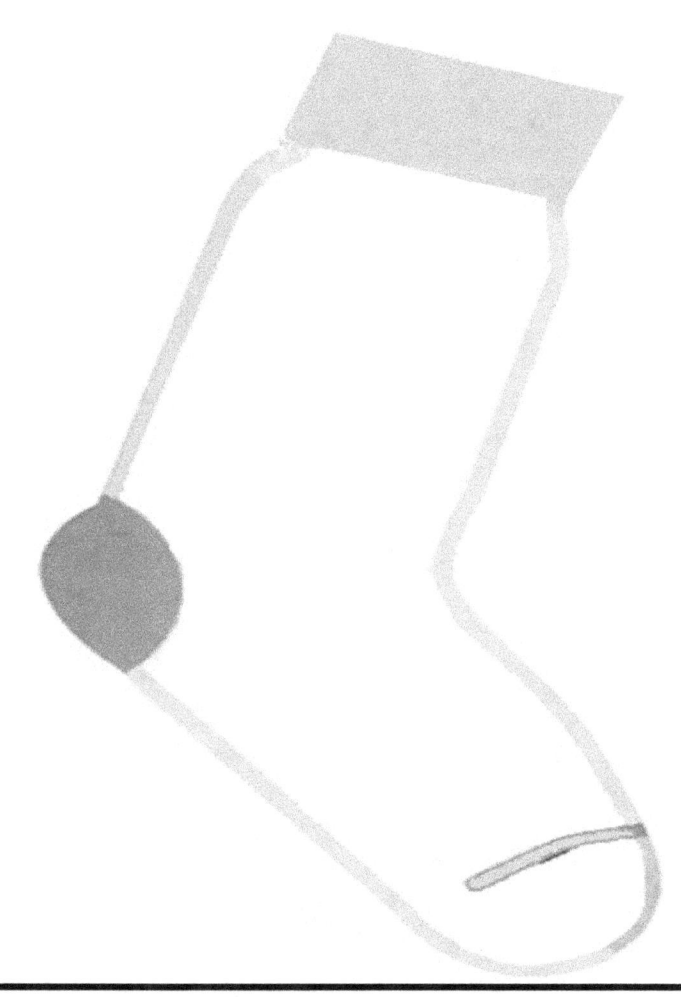

CONSEJO #36

>USE MEDIAS PREFERIBLEMENTE DE COLOR BLANCO O TONOS CLAROS, DE LANA, HILO O ALGODÓN. SI ESTÁN MEZCLADOS CON MATERIAL SINTÉTICO, QUE SEA A UNA BAJA PROPORCIÓN.

>NO UTILICE MEDIAS QUE LE MOLESTEN O LE IRRITEN LA PIEL.

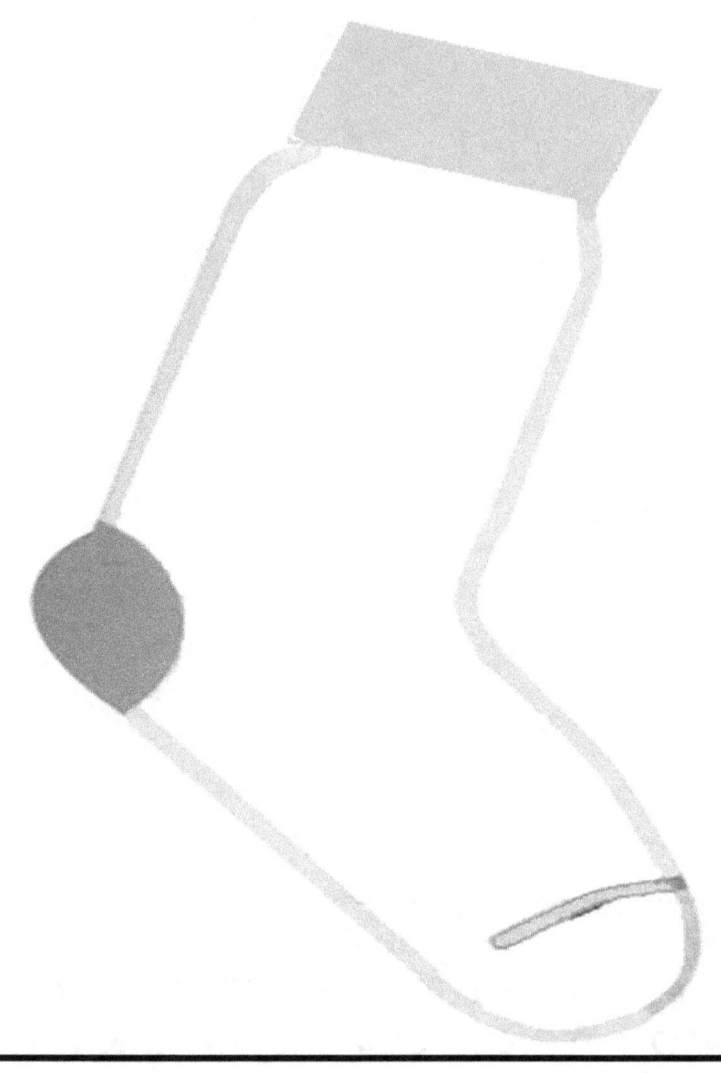

CONSEJO #36. CONTINUACIÓN.
>LAS MEDIAS DE LANA, HILO O ALGODÓN:
RECOGEN EL SUDOR, PERMITEN A LOS PIES
TRANSPIRAR Y
ATENÚAN LAS ROZADURAS CON EL
ZAPATO.

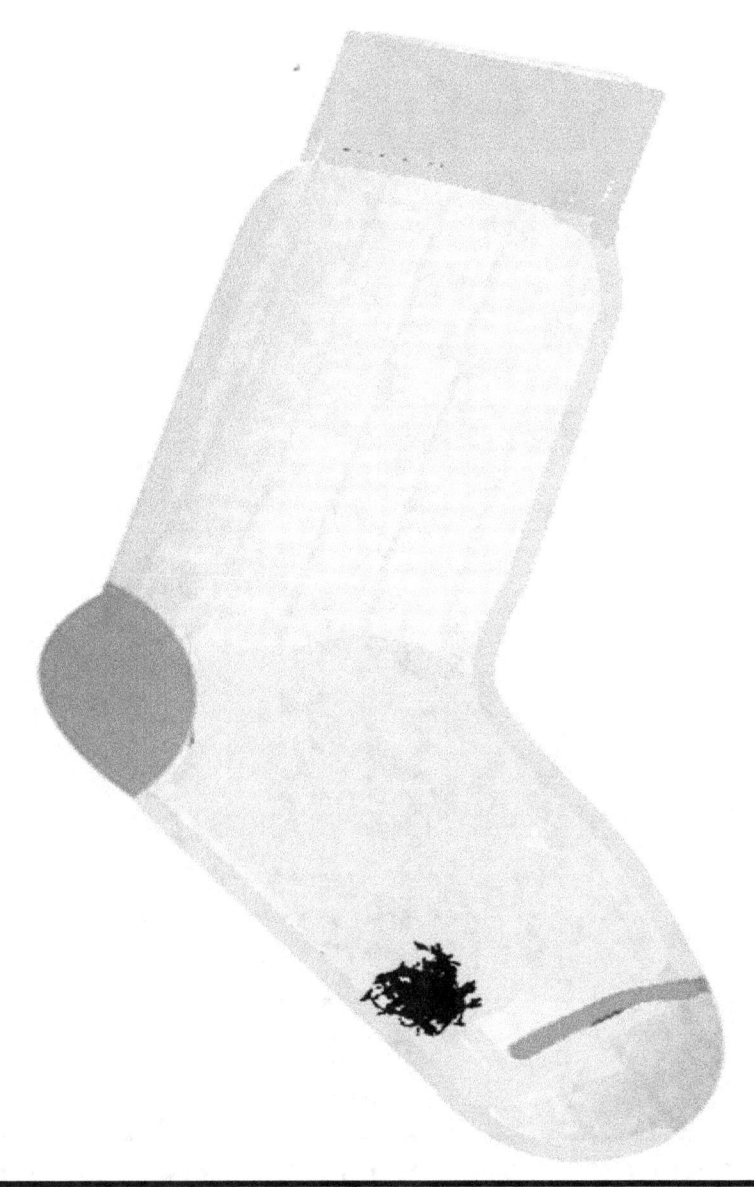

CONSEJO #37
CUANDO SE QUITE LAS MEDIAS,
EXAMÍNELAS BUSCANDO MANCHAS DE
ALGÚN LÍQUIDO, SANGRE O PUS.

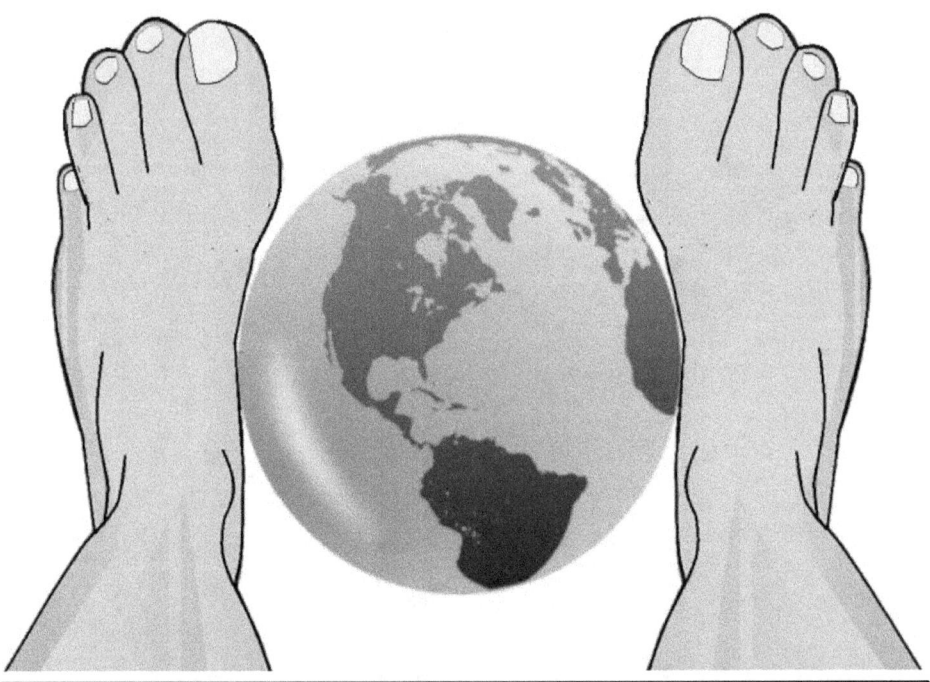

TE ES NECESARIO CONOCER LOS ASPECTOS IMPORTANTES DEL MUNDO EN QUE VIVEN TUS PIES, LAS POSIBILIDADES QUE TIENES DE PERDERLOS Y LOS MÚLTIPLES CONSEJOS PARA EVITAR ESA CATÁSTROFE CORPORAL.

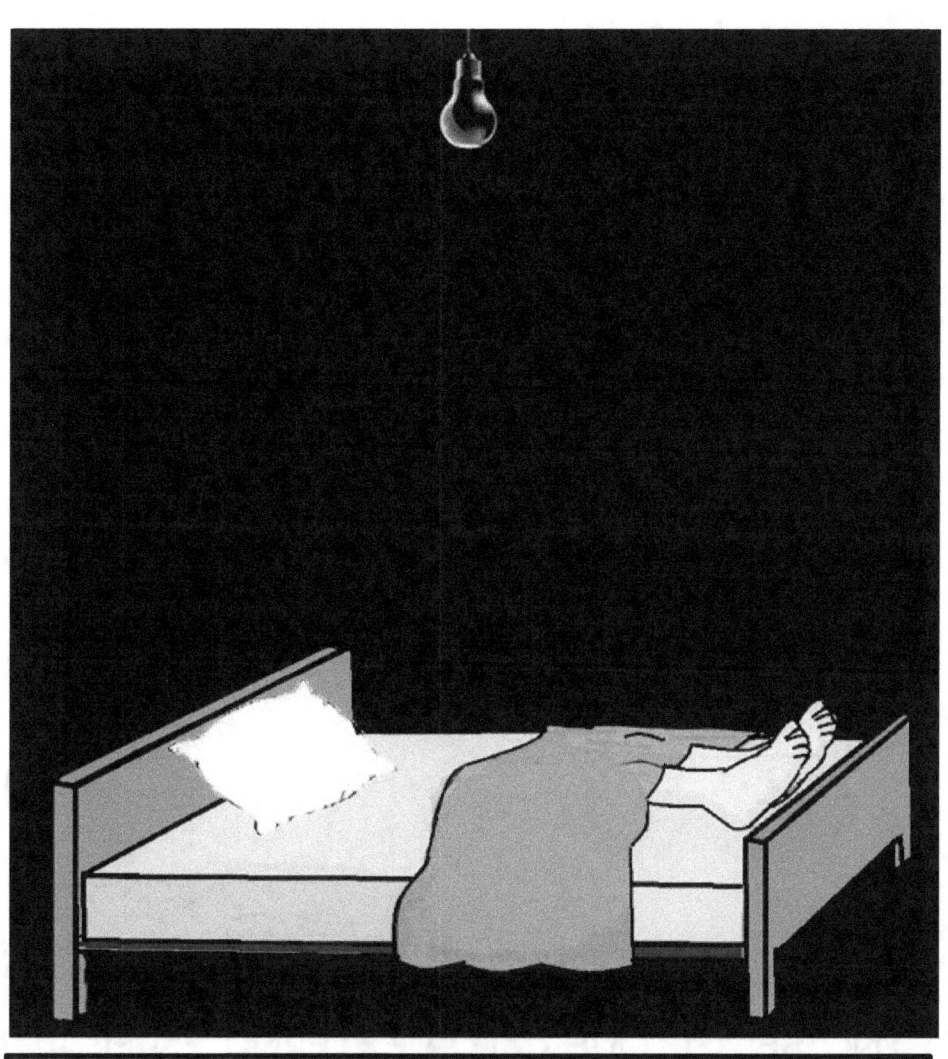

CONSEJO #38
SI EL CLIMA SE LO PERMITE, DUERMA SIN
MEDIAS PARA QUE SUS PIES RESPIREN
LIBREMENTE.

MANTA
ELÉCTRICA

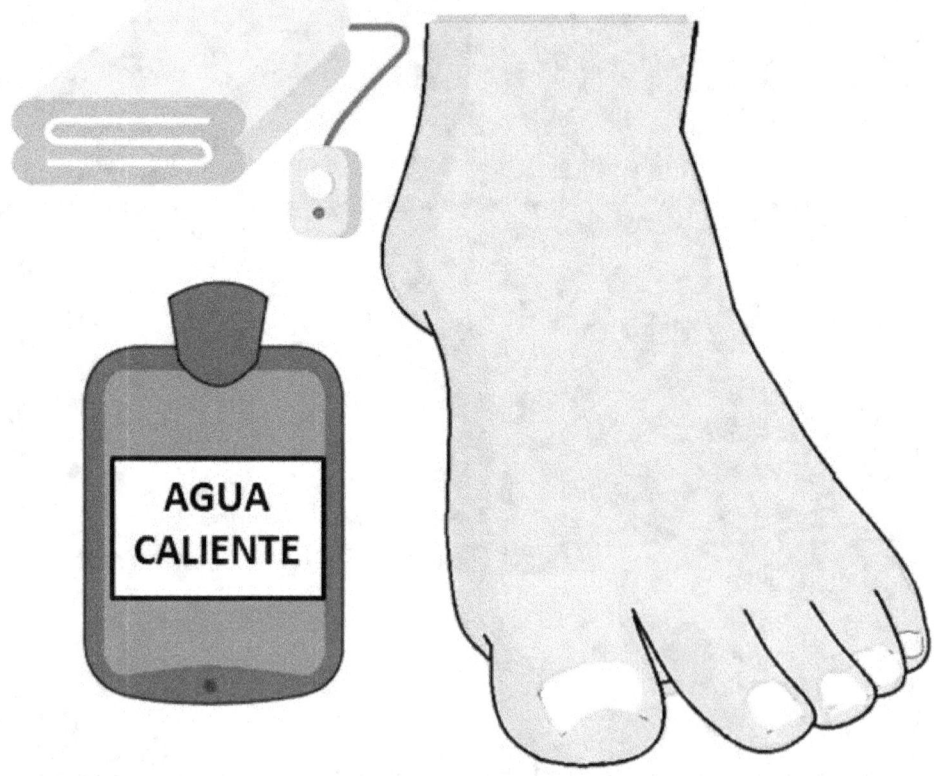

AGUA
CALIENTE

CONSEJO #39
>NO SE APLIQUE CALOR EXTERNO EN EL
PIE NI PERMANEZCA CERCA DE ELEMENTOS
QUE DIFUNDAN ALTAS TEMPERATURA:
CALENTADORES ELÉCTRICOS, CHIMENEAS,
HOGUERAS. LE PUEDEN CAUSAR UNA
QUEMADURA.

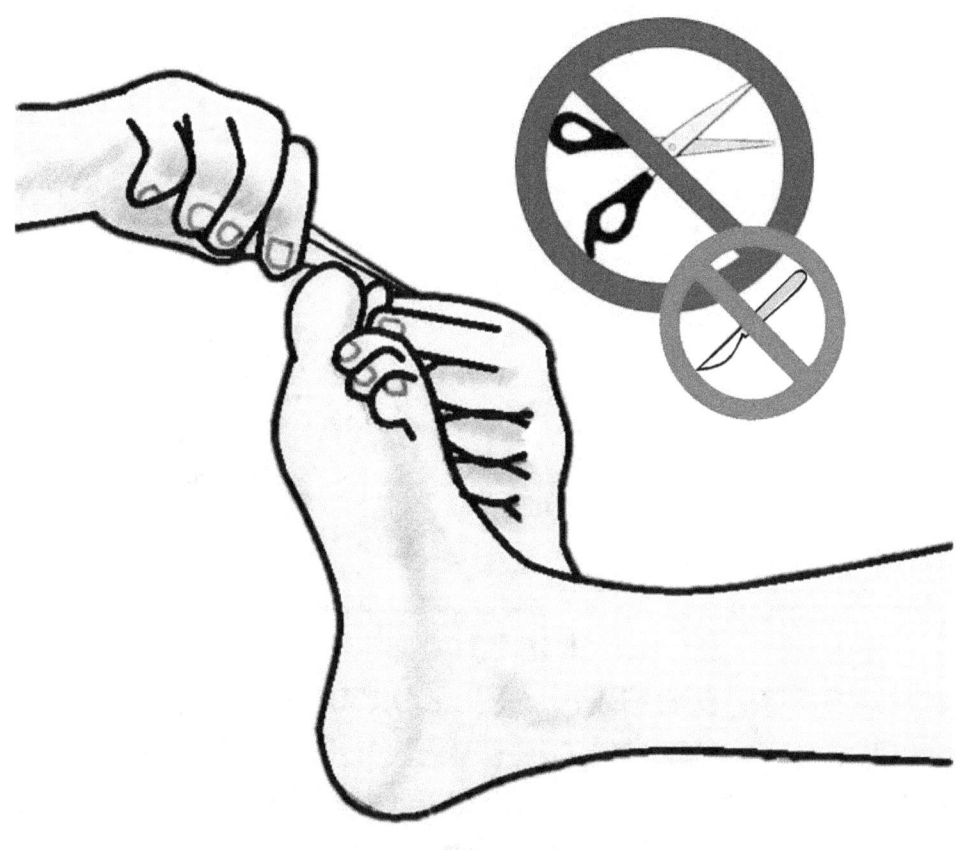

CONSEJO #40
>NO SE HAGA "CIRUGÍA CASERA" EN LAS
UÑAS ENCARNADAS, CALLOSIDADES O EN
LOS CALLOS.

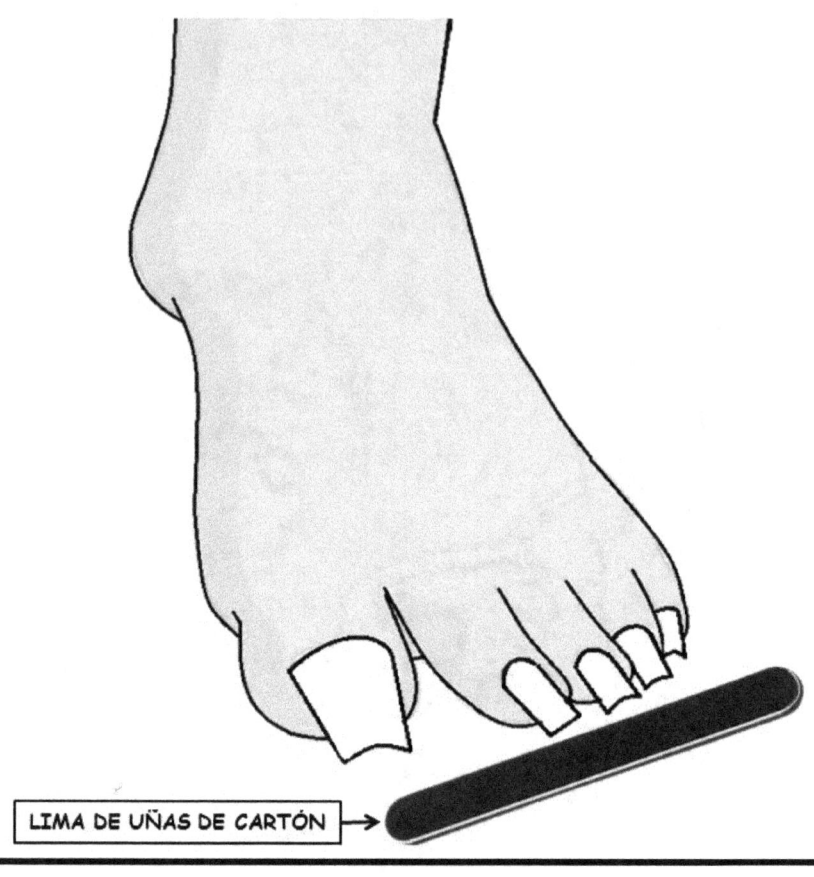

LIMA DE UÑAS DE CARTÓN →

CONSEJO #41

>LAS UÑAS DEBEN SER CORTADAS POR UN PODIATRA Y ADVIÉRTALE QUE USTED ES DIABÉTICO Y QUE NO SE LAS RECORTE DEMASIADO EN LAS PUNTAS NI LOS ÁNGULOS, SE PODRÍAN ENTERRAR E INFECTAR (UÑA ENCARNADA).

>SI USTED DESEA REBAJÁRSELAS PROVISIONALMENTE, USE UNA LIMA DE UÑAS DE CARTÓN.

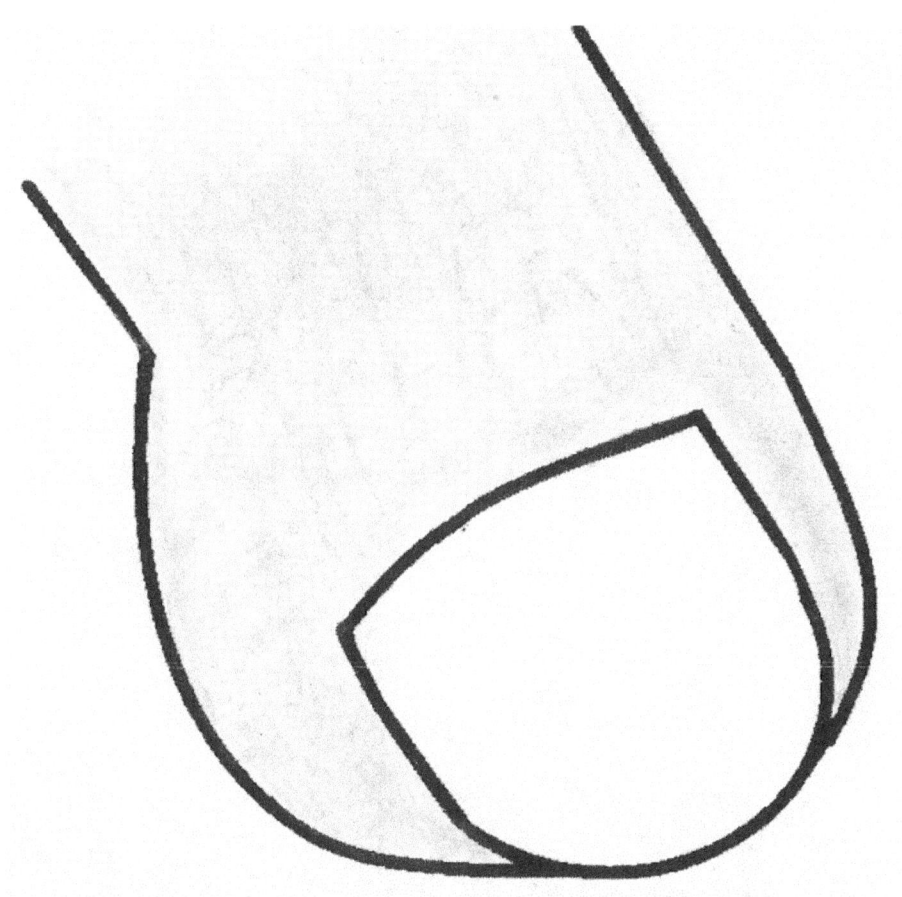

CONSEJO #41. CONTINUACIÓN.
>NO DEJE LAS ESQUINAS DE LAS UÑAS
PUNTIAGUDAS O FILOSAS, ES MEJOR
LIMARLAS UN POCO PARA DEJARLAS
ROMAS.

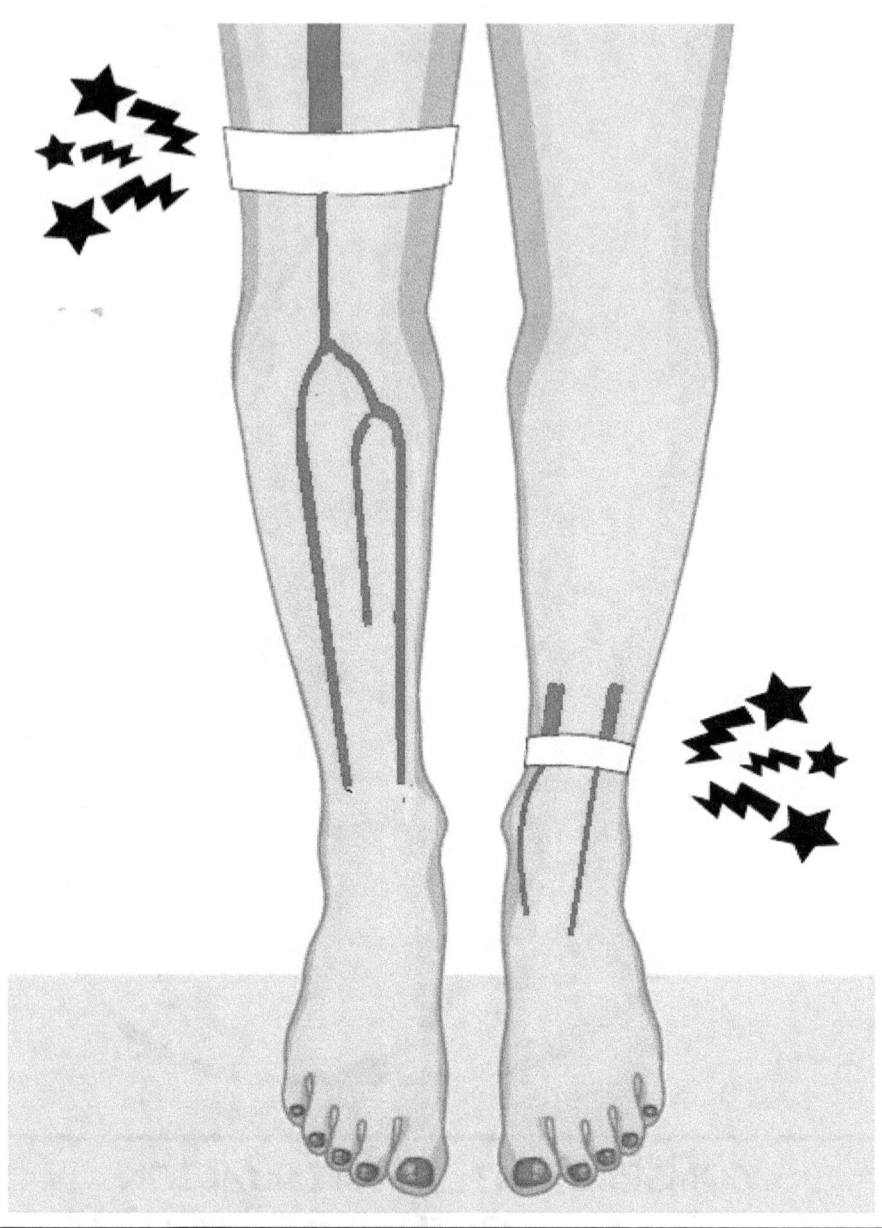

CONSEJO #42
NO USE LIGAS NI MEDIAS QUE LE
APRIETEN LOS TEJIDOS Y LE DIFICULTEN
LA CIRCULACIÓN ARTERIAL EN LOS PIES.

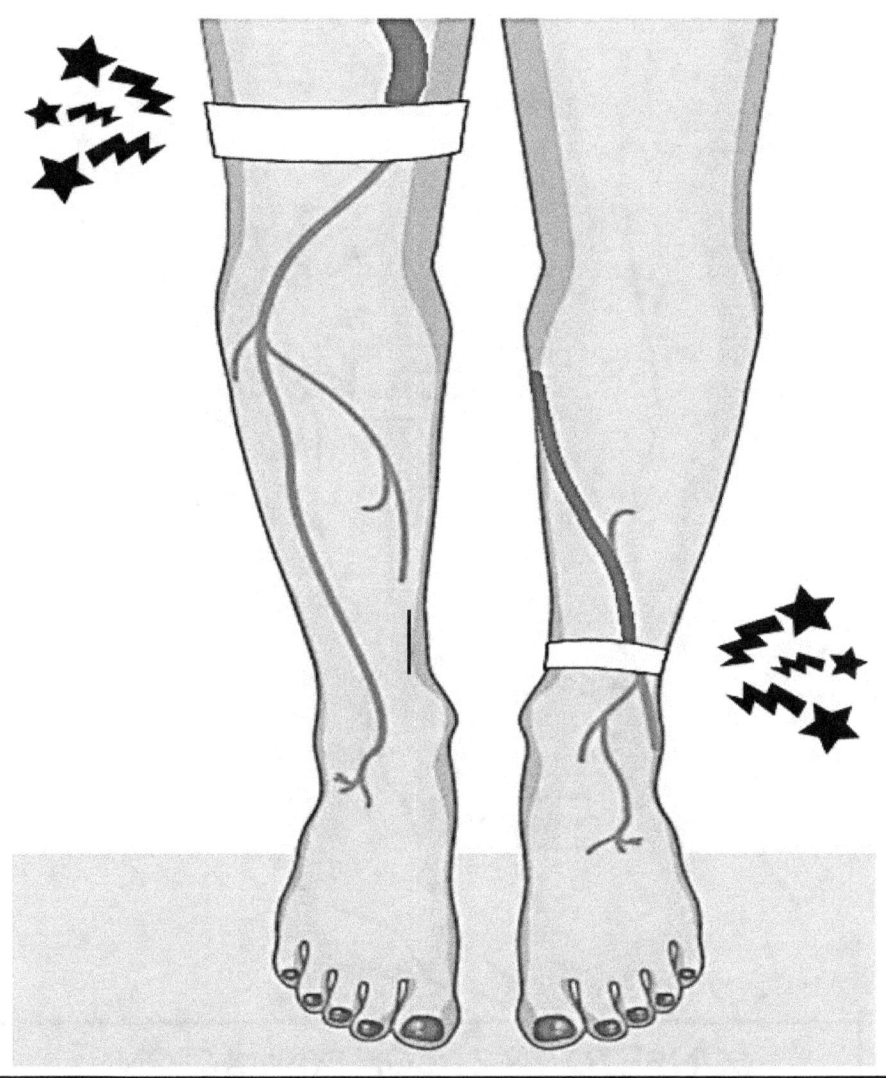

CONSEJO #42. CONTINUACIÓN.
CUANDO EXISTE UNA ARTERIA PROFUNDA
OBSTRUIDA, EL ORGANISMO TRATA DE
COMPENSAR LA FALTA DE SANGRE DISTAL
CON PEQUEÑAS ARTERIAS SUPERFICIALES
(CIRCULACIÓN COLATERAL).

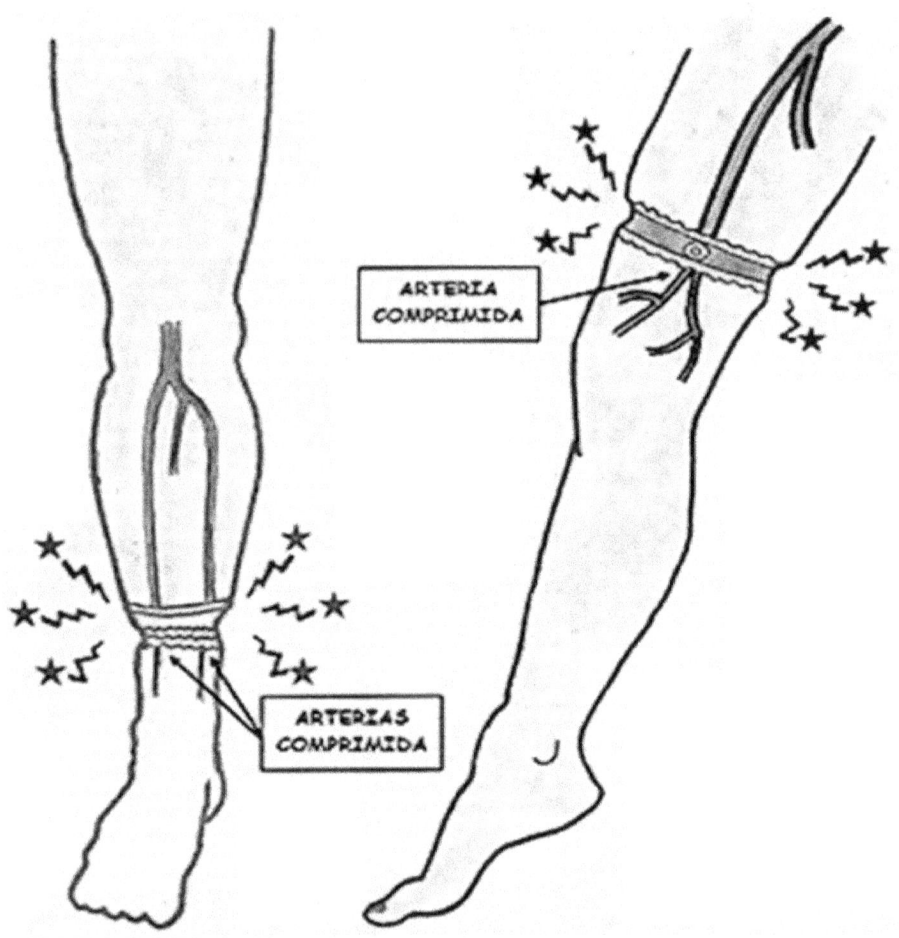

ARTERIA COMPRIMIDA

ARTERIAS COMPRIMIDA

CONSEJO #42. CONTINUACIÓN.
>ESTAS PEQUEÑAS ARTERIAS SON LAS QUE PUEDEN SER COMPRIMIDAS Y SE ACRECIENTA LA FALTA DE SANGRE DISTAL.
>LA DISMINUCIÓN DEL FLUJO SANGUÍNEO ARTERIAL CONTRIBUYE A LA APARICIÓN DE COMPLICACIONES.

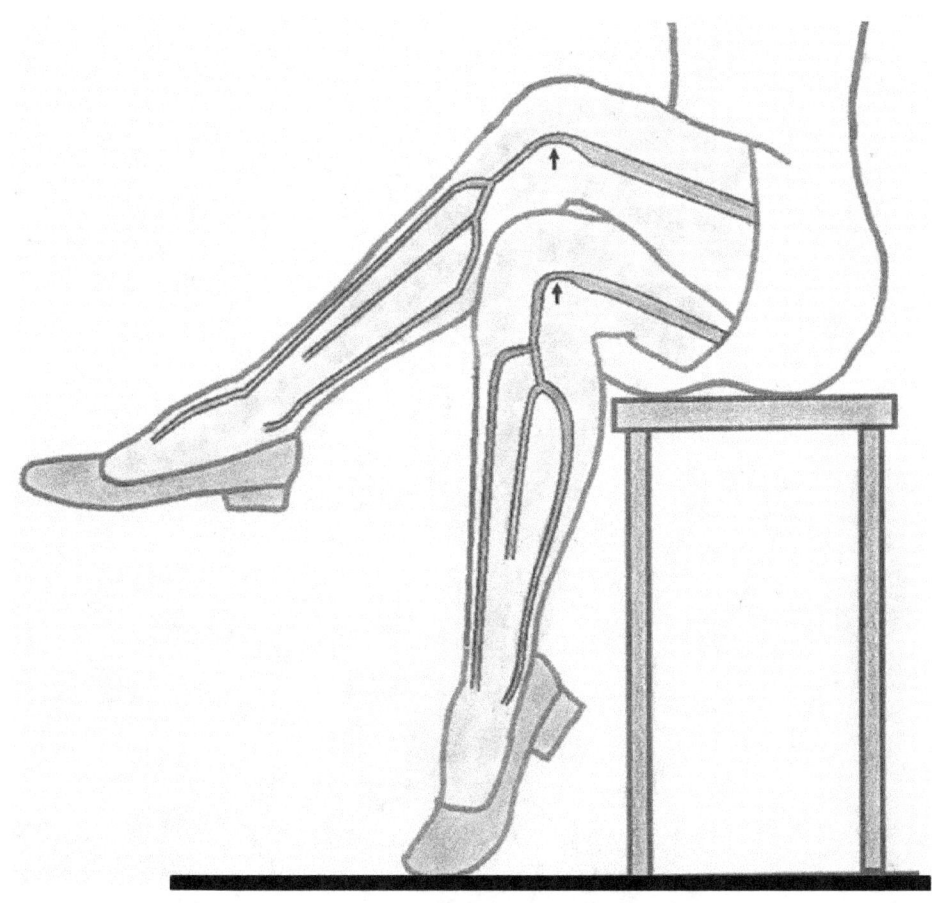

CONSEJO #43
NO SE SIENTE CON LAS PIERNAS O
RODILLAS CRUZADAS DURANTE UN
TIEMPO PROLONGADO, ENTORPECE LA
CIRCULACIÓN ARTERIAL HACIA LOS
PIES.

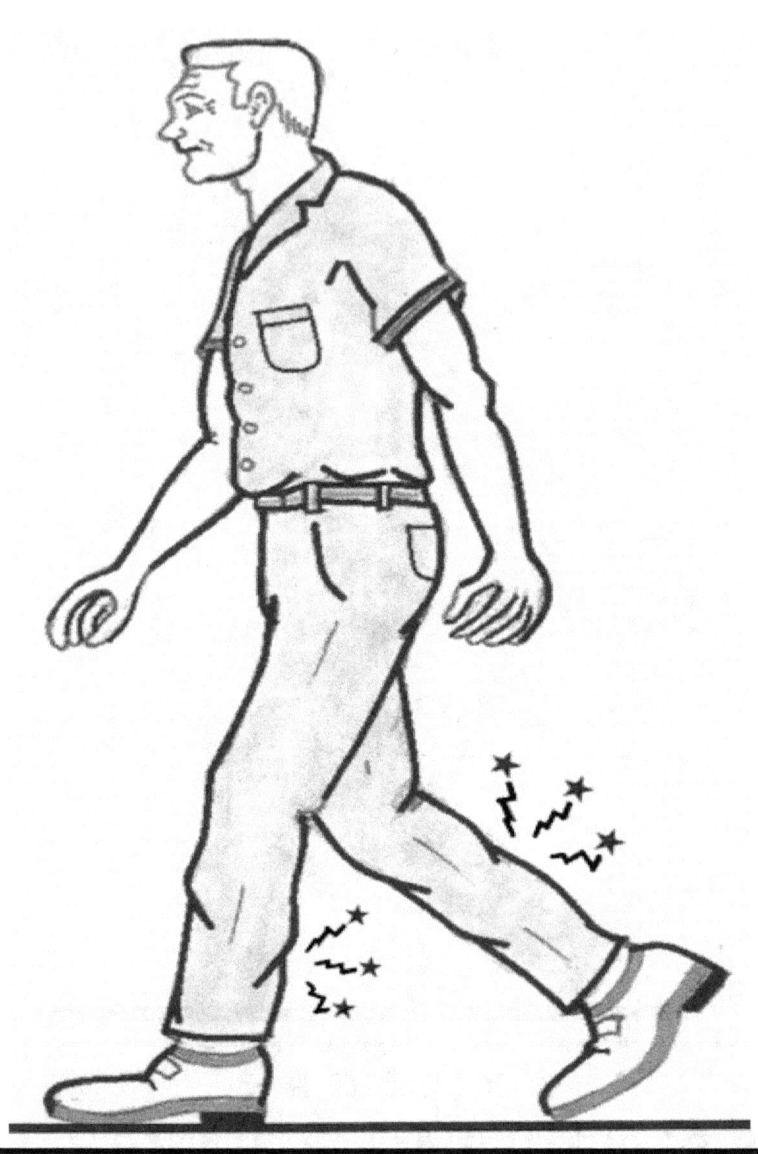

CONSEJO #44
SI CUANDO CAMINA UNA CORTA
DISTANCIA (MEDIA O UNA CUADRA)
SIENTE DOLOR O CALAMBRES EN LAS
MASAS MUSCULARES DE LAS PIERNAS

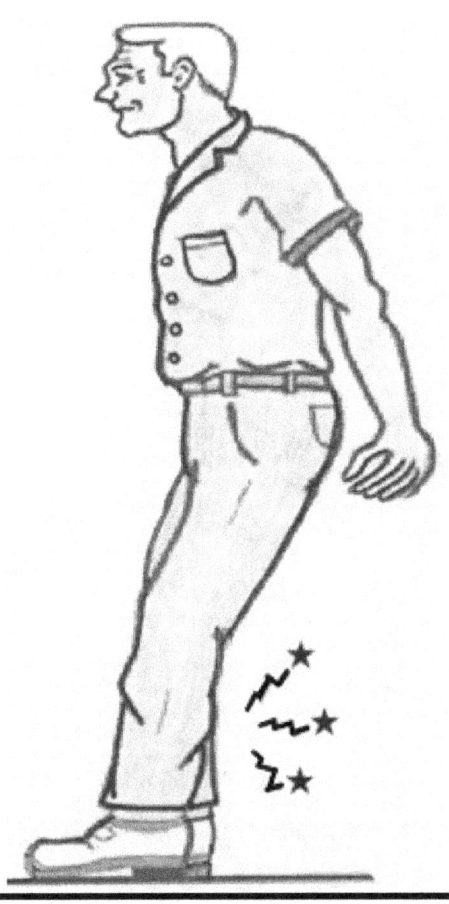

CONSEJO #44. CONTINUACIÓN.
Y TIENE NECESIDAD DE PARARSE A
DESCANSAR UNOS MINUTOS PARA
PODER INICIAR LA MARCHA DE NUEVO,
PUEDE SER UN SÍNTOMA DE
ESTRECHAMIENTO U OCLUSIÓN DE LAS
ARTERIAS QUE LLEVAN LA SANGRE A
SUS PIES.
CONSULTE CON EL MÉDICO PRIMARIO Y
EXPLÍQUELE SUS SÍNTOMAS.

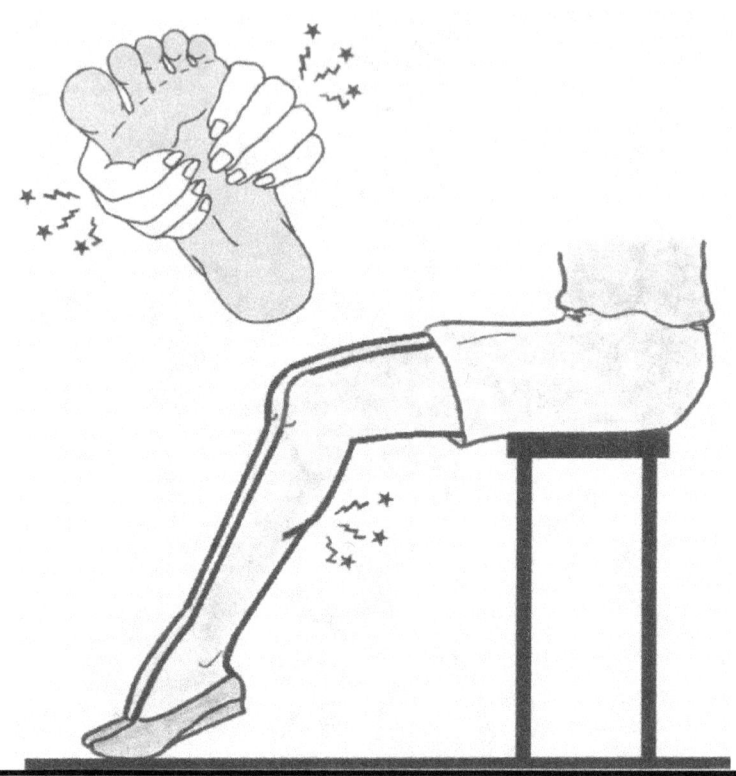

CONSEJO #45

>SI TIENE DOLOR EN LAS MASAS MUSCULARES DE LAS PIERNA O PIES ESTANDO EN REPOSO, QUE NO SE ALIVIA CON LOS ANALGÉSICOS INDICADO POR SU MÉDICO, PUDIERA SER UNA OCLUSIÓN TOTAL (TROMBOSIS) DE LAS ARTERIAS QUE IRRIGAN SUS PIERNAS.
>SOLICITE UNA CONSULTA CON EL MÉDICO PRIMARIO Y EXPLÍQUELE SUS SÍNTOMAS.

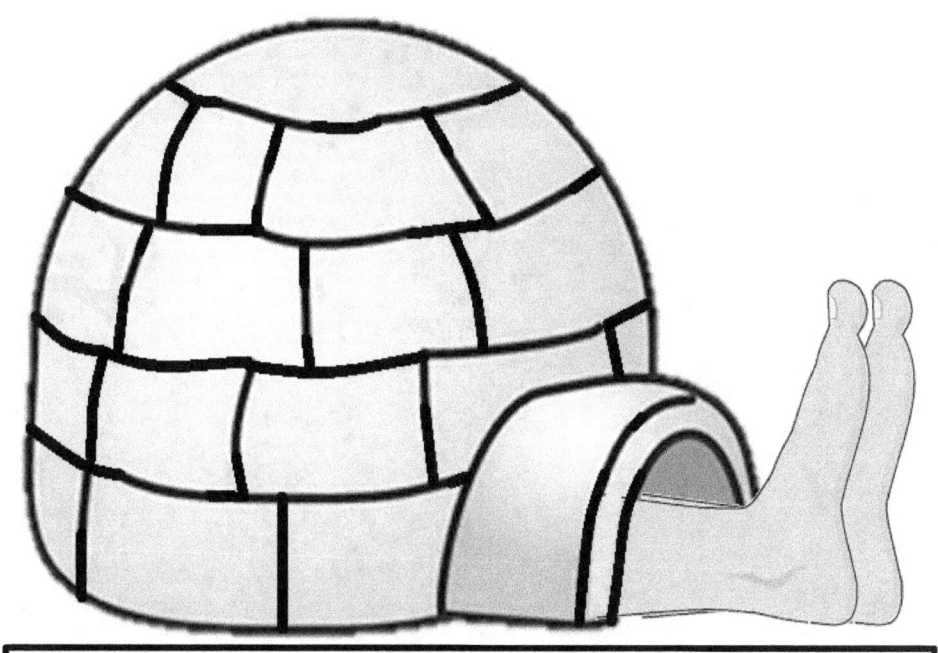

CONSEJO #46

>PROTEJA SUS PIES TAMBIÉN DEL FRÍO
SOBRE TODO SI PADECE DE INSUFICIENCIA
ARTERIAL, PORQUE PROVOCA UN ESPASMO
DE LAS ARTERIAS DE SUS PIERNAS Y
PUEDE OCASIONARLE MUERTE DE LOS
TEJIDOS O GANGRENA DE CONGELACIÓN
EN SUS PIES.
>USE DURANTE EL INVIERNO MEDIAS DE
LANA Y ZAPATOS ABRIGADOS POR EL DÍA Y
FRAZADAS PARA CUBRÍRSELOS POR LAS
NOCHES, ADEMÁS DE LA CALEFACCIÓN DE
LA CASA PARA EVITAR ESTA
COMPLICACIÓN.

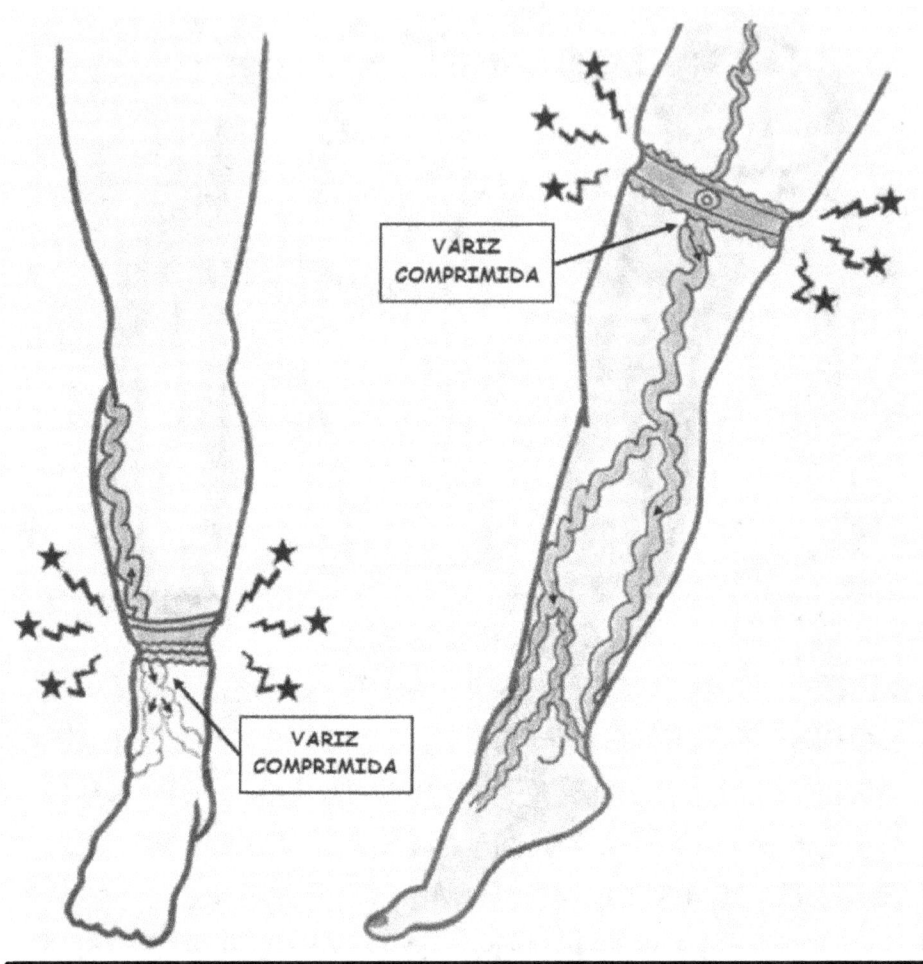

VARIZ COMPRIMIDA

VARIZ COMPRIMIDA

CONSEJO #47

SI ES DIABÉTICA Y TIENE VÁRICES, NO
USE LIGAS NI MEDIAS CON ELÁSTICOS
QUE LE APRIETEN LOS TEJIDOS Y LE
DIFICULTEN LA CIRCULACIÓN QUE DRENA
LA SANGRE VENOSA DE LOS PIES EN EL
CORAZÓN Y LE FACILITE LA APARICIÓN DE
UNA COMPLICACIÓN.

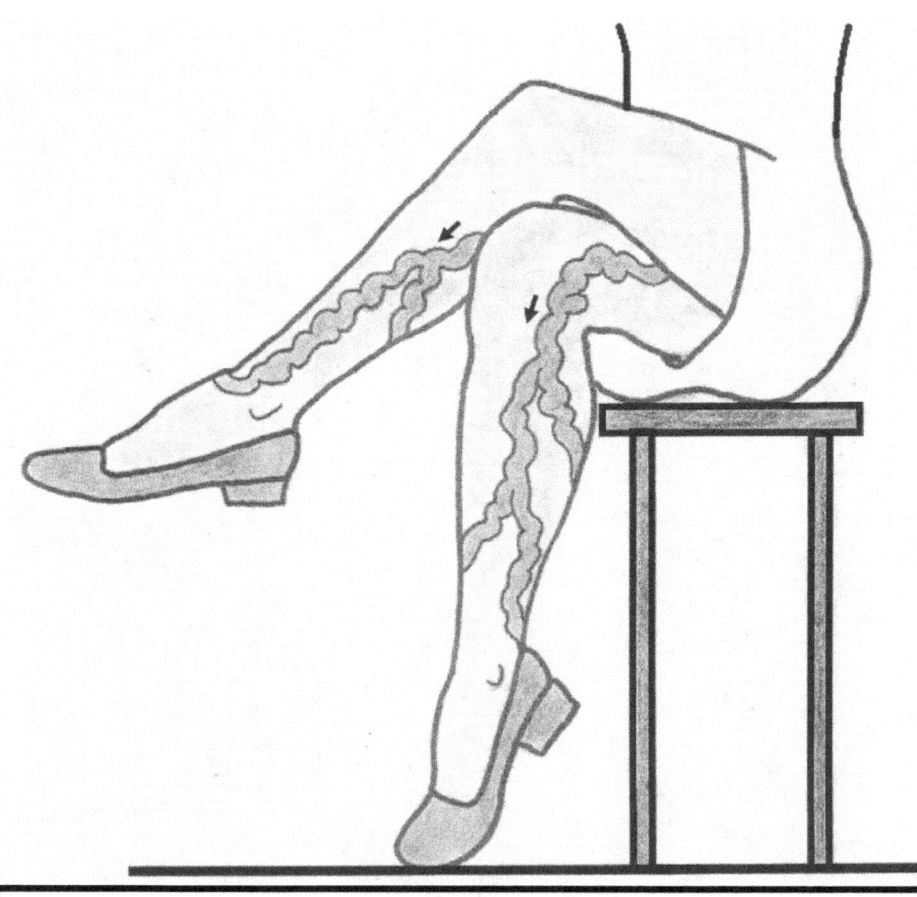

CONSEJO #48
SI ADEMÁS DE SER DIABÉTICA TIENE VÁRICES, NO SE SIENTE CON LAS PIERNAS O RODILLAS CRUZADAS UN LARGO PERÍODO DE TIEMPO, ESTA POSICIÓN ENTORPECE LA CIRCULACIÓN VENOSA EN LOS PIES Y FAVORECE UNA COMPLICACIÓN.

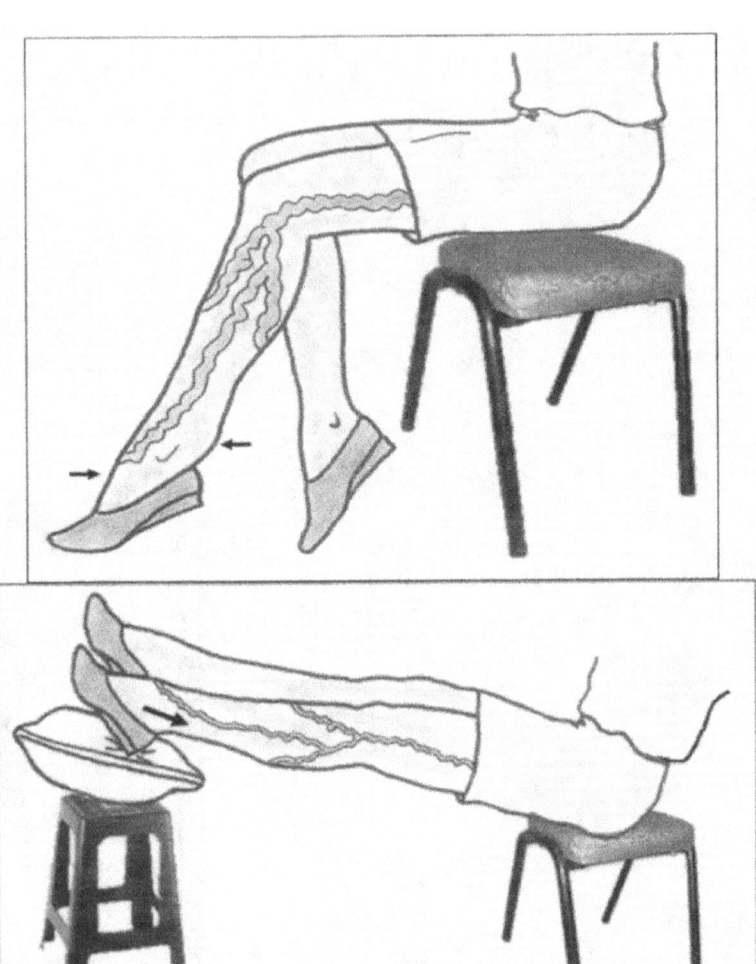

CONSEJO #49
SI ES DIABÉTICA Y TIENE AUMENTO DE VOLUMEN DEL PIE Y/O VÁRICES, CUANDO ESTÁ SENTADA, LEVÁNTELO SIN ZAPATO SOBRE UNA MESITA Y APÓYELO ARRIBA DE UNA ALMOHADA O COJÍN PARA FACILITAR EL DRENAJE DEL LÍQUIDO ACUMULADO.

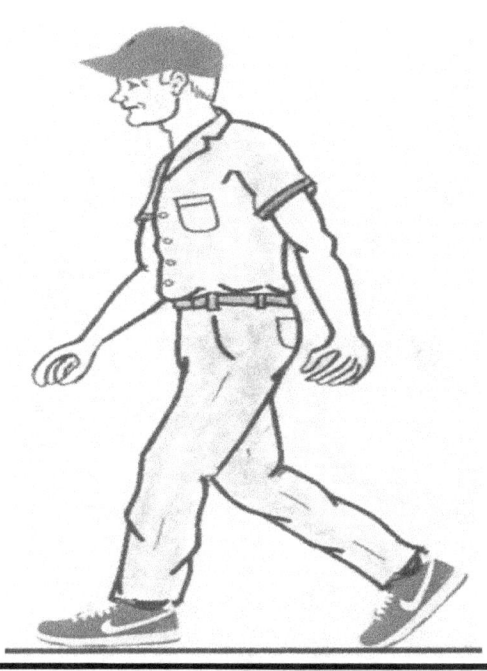

CONSEJO #50

>PRACTIQUE ALGÚN TIPO DE EJERCICIO, FACILITA EL CONTROL DE LOS NIVELES DE AZÚCAR EN LA SANGRE, REDUCE LAS POSIBILIDADES DE PADECER DEL CORAZÓN, LE TRASMITE UN ESTADO DE BIENESTAR GENERAL Y MEJORA LA CIRCULACIÓN EN SUS PIERNAS, DISMINUYENDO LA POSIBILIDAD DE TENER UNA COMPLICACIÓN QUE NECESITE UNA AMPUTACIÓN.

>SON RECOMENDADOS: CAMINAR, CALISTENIA, NADAR Y BICICLETA ESTACIONARIA.

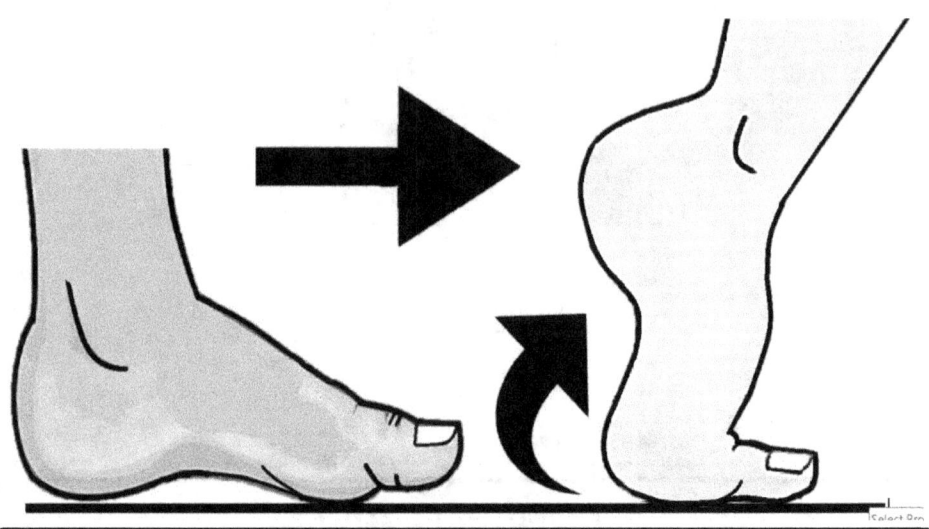

CONSEJO #50. EJERCICIOS, CONTINUACIÓN.
TODOS LOS EJERCICIOS QUE RECOMENDAMOS DEBEN ESTAR AUTORIZADOS POR UN MÉDICO EN DEPENDENCIA DE SU EDAD, ENFERMEDADES EXISTENTES Y LIMITACIONES FÍSICAS E INDICADOS Y SUPERVISADOS POR UN FISIOTERAPEUTA. TAMBIÉN SON ÚTILES PARA MEJORAR LA CIRCULACIÓN DE LOS PIES LOS SIGUIENTES:
LEVANTARSE EN LA PUNTA DE LOS PIES REPETIDAMENTE.

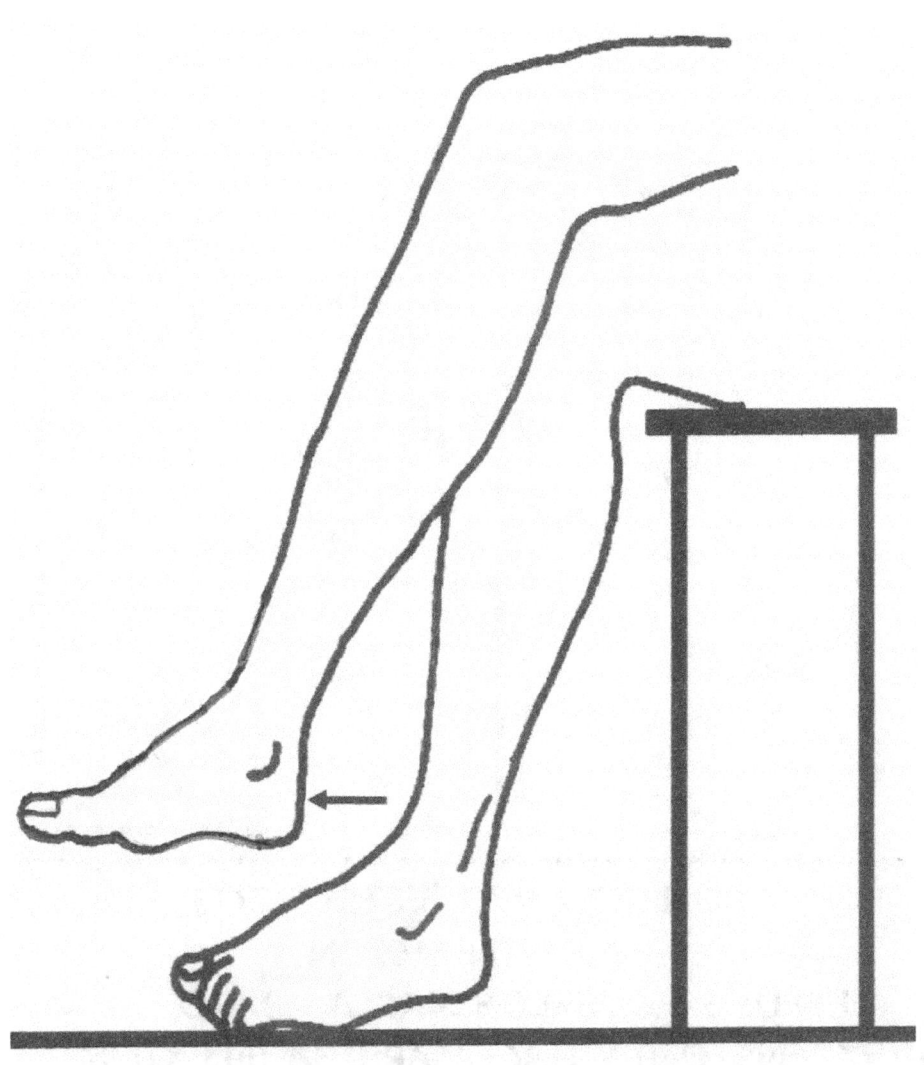

CONSEJO #50. EJERCICIOS,
CONTINUACIÓN.
COLOCAR EL PIE QUE SE QUIERE
EJERCITAR PRIMERO EN POSICIÓN
HORIZONTAL.

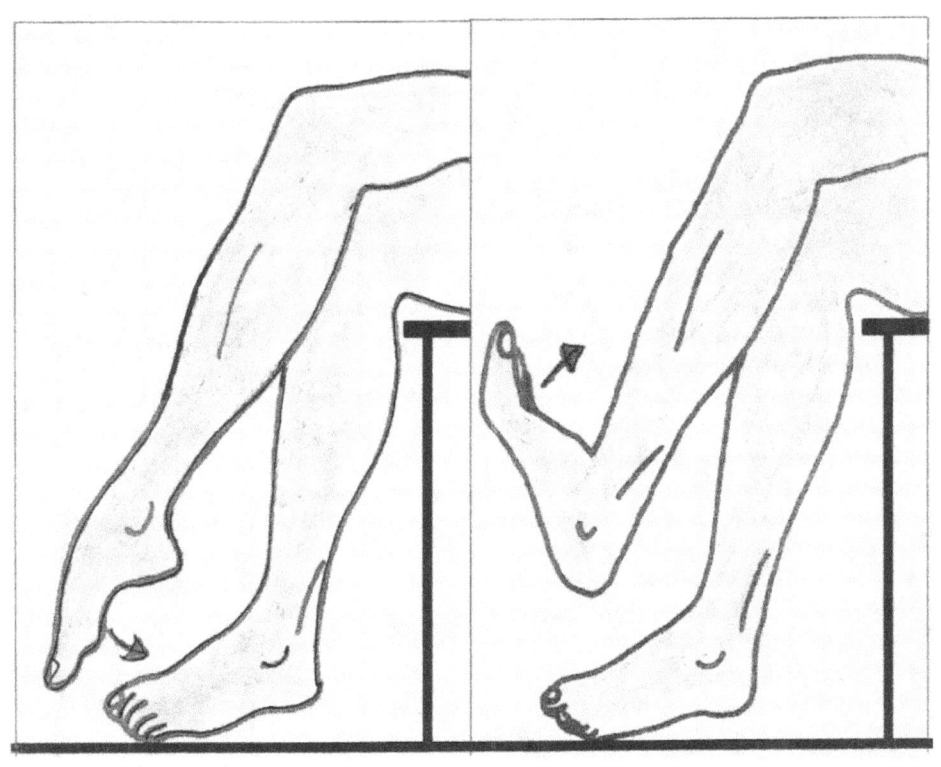

CONSEJO #50. EJERCICIOS,
CONTINUACIÓN.

>DESPUÉS MOVERLOS HACIA ABAJO
(EXTENSIÓN) Y HACIA ARRIBA (FLEXIÓN)
VARIAS VECES.

>ESTE EJERCICIO DEBE SER APROBADO POR
SU MÉDICO DE ASISTENCIA O UN
PERSONAL CALIFICADO EL QUE
DETERMINARA EL NÚMERO DE VECES QUE
DEBE REALIZARLO.

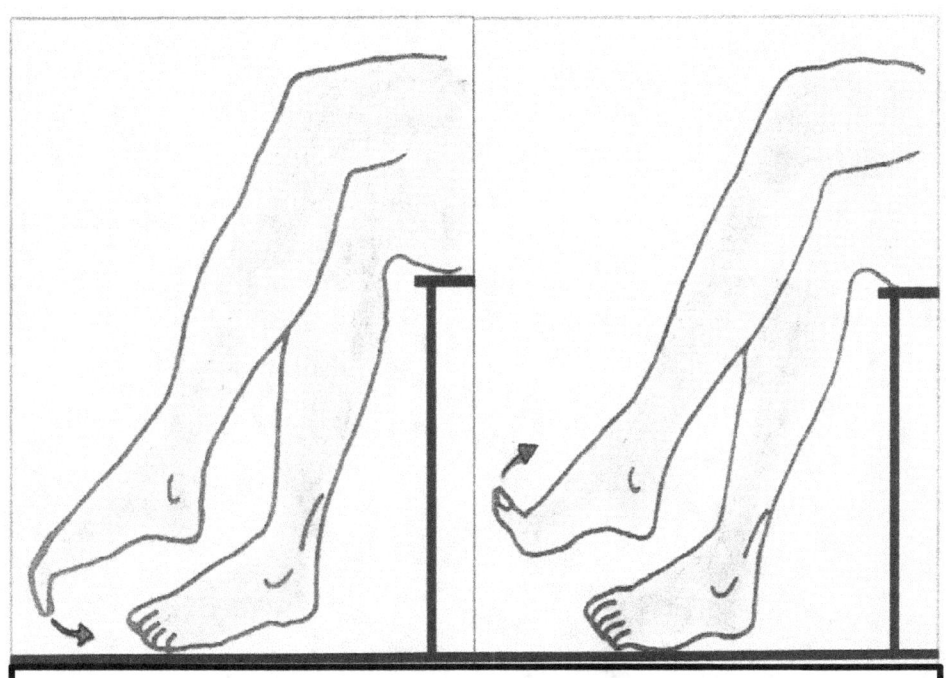

CONSEJO #50. EJERCICIOS,
CONTINUACIÓN.

AHORA CORRESPONDE HACER EL MISMO
EJERCICIO CON LOS DEDOS DEL PIE:
>MOVERLOS HACIA ABAJO (EXTENSIÓN) Y
HACIA ARRIBA (FLEXIÓN) REPETIDAMENTE.
>ESTE EJERCICIO DEBE SER AUTORIZADO
POR SU MÉDICO DE ASISTENCIA O UN
PERSONAL CALIFICADO EL QUE
DETERMINARA EL NÚMERO DE VECES QUE
DEBE REALIZARLO.

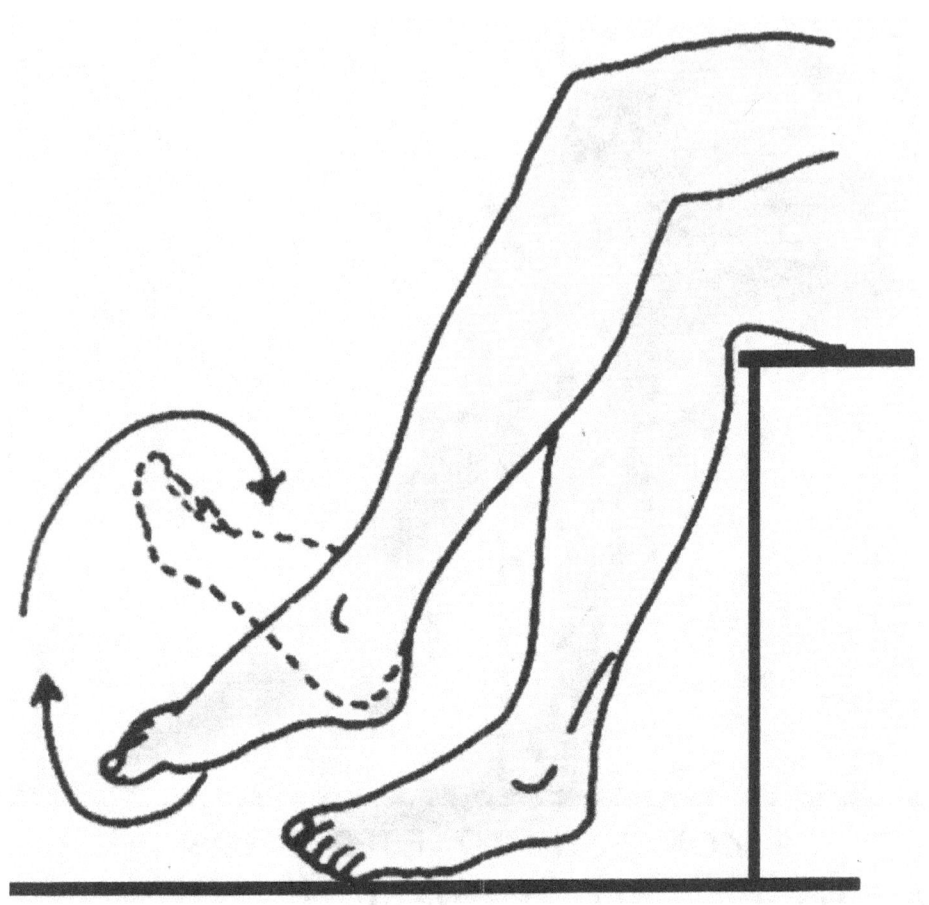

CONSEJO #50. EJERCICIOS, FINAL.
> REALIZAR CON EL PIE UN MOVIMIENTO CIRCULAR EN AMBAS DIRECCIONES, DE DERECHA A IZQUIERDA Y DE IZQUIERDA HACIA LA DERECHA.
>ESTE EJERCICIO DEBE SER APROBADO POR SU MÉDICO DE ASISTENCIA O UN PERSONAL CALIFICADO EL QUE DETERMINARA EL NÚMERO DE VECES QUE DEBE REALIZARLO.

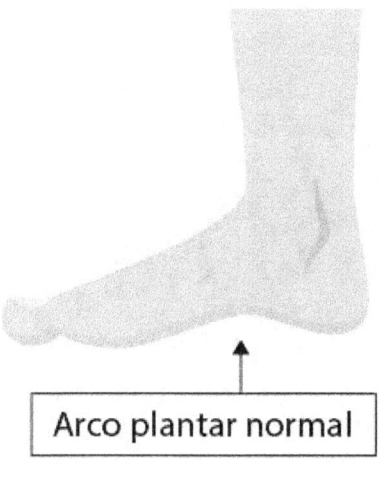

Arco plantar normal

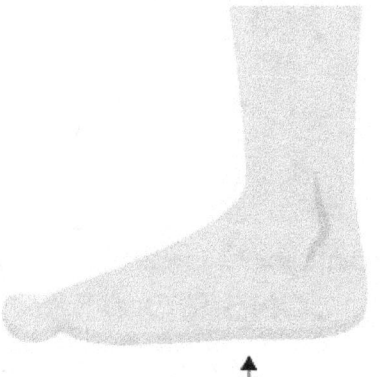

Arco plantar caido (pie plano)

CONSEJO #51

SI SE NOTA EL ARCO PLANTAR CAÍDO (PIE PLANO) U OTRA DEFORMIDAD DEL PIE, CONSULTE CON EL ORTOPÉDICO O EL PODIATRA PARA QUE LE CORRIJA EL DEFECTO CON ZAPATOS ORTOPÉDICOS O SOPORTES PLANTARES Y EVITAR QUE SE LE FORMEN CALLOSIDADES.

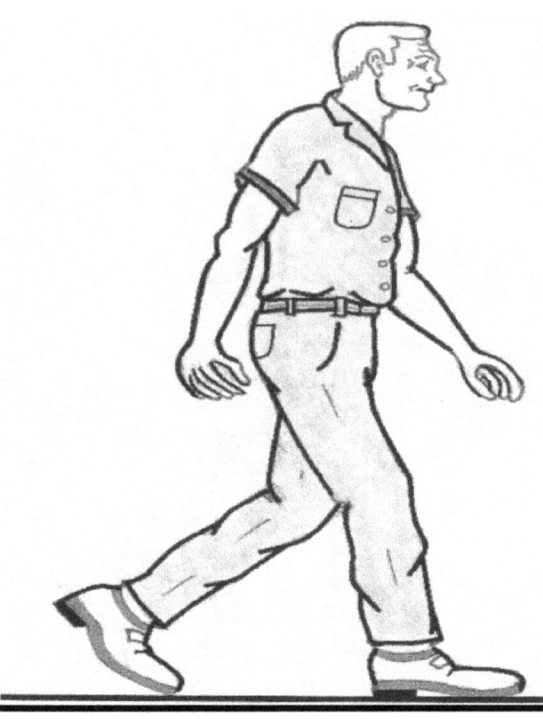

CONSEJO #52

SI NOTA UN CAMBIO EN LA MECÁNICA DE SU MARCHA Y SE ACOMPAÑA DE DEFORMIDAD DE LOS PIES, TRASTORNOS PARA MOVILIZARLOS Y TIENE SÍNTOMAS DE ARTRITIS (DOLOR) EN EL PIE, TOBILLO O RODILLA, SOLICITE AL MÉDICO PRIMARIO UN TURNO CON EL PODÓLOGO PARA QUE LE CORRIJA LOS DEFECTOS DEL PIE CON EL FIN DE MEJORAR SU DEAMBULACIÓN Y EVITAR LA FORMACIÓN DE UNA CALLOSIDAD Y POSTERIOR ULCERACIÓN.

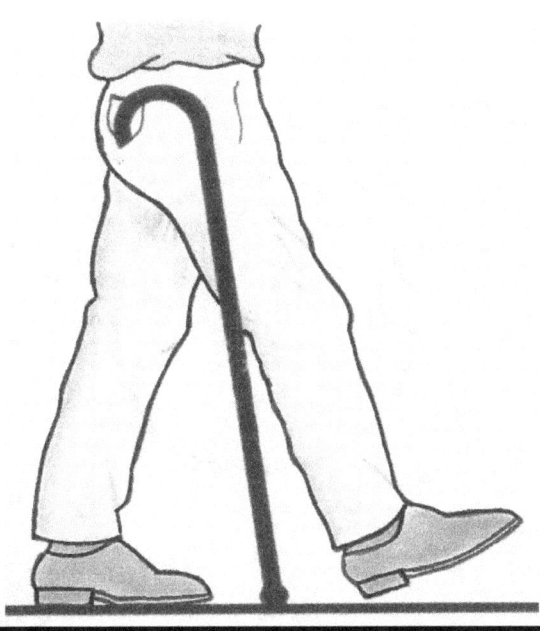

CONSEJO #52. CONTINUACIÓN

>EL PODÓLOGO LE REALIZARA DISTINTOS ESTUDIOS PARA DETERMINAR QUE ARTIFICIO UTILIZAR PARA CORREGIR EL O LOS DEFECTOS EXISTENTES Y RESTAURAR LAS FUNCIONES PERDIDAS LO MÁS CERCANO DE LA NORMALIDAD.

> POSIBLES RECURSOS A EMPLEAR: ZAPATOS ORTOPÉDICOS, SOPORTES, SEPARADORES DE DEDOS, ANILLOS Y FUNDAS DE DEDOS, ALMOHADILLAS, TALONERAS, PROTECTORES Y CORRECTORES DE JUANETES.

>ES POSIBLE QUE NECESITE UTILIZAR UN BASTÓN O UN ANDADOR.

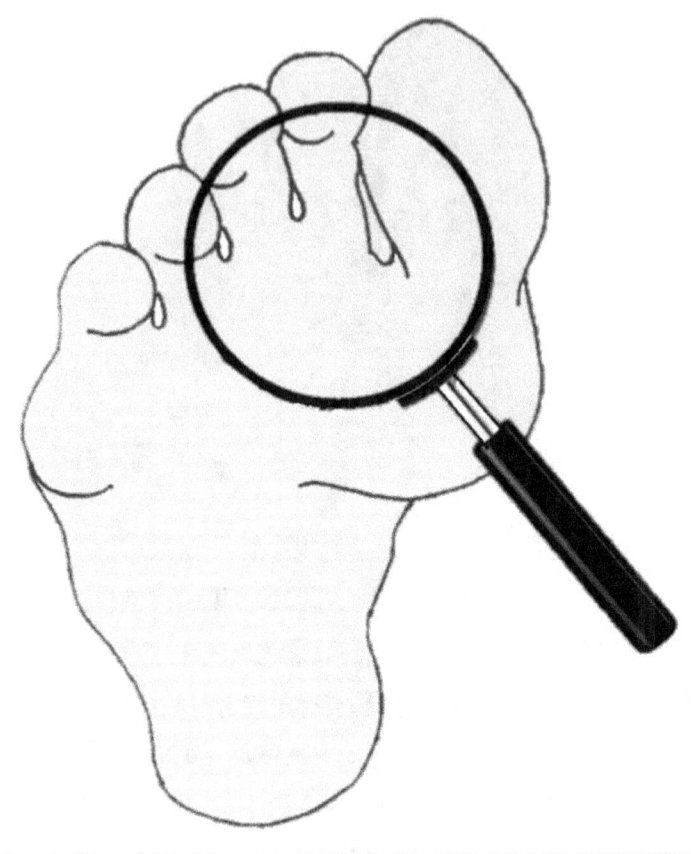

RECUERDE QUE TIENE QUE ESTAR ATENTO A LOS MÁS MÍNIMOS DETALLES DE LA VIDA COTIDIANA DE SUS PIES PARA PODER LOGRAR SU SUPERVIVENCIA, YA QUE ELLOS VIVEN SUCESOS QUE PUEDEN PARECER INSIGNIFICANTES, PERO QUE COBRAN IMPORTANCIA CUANDO SON EVENTOS CAPACES DE DETERMINAR SU DESTINO FINAL.

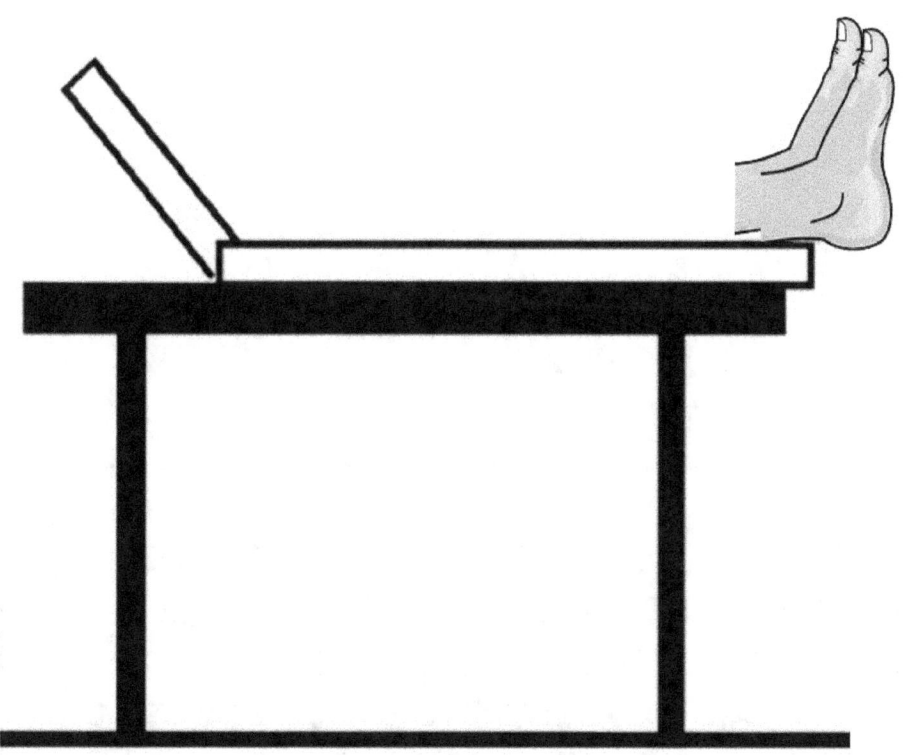

CONSEJO #53
CUANDO ACUDA AL MÉDICO, QUÍTESE LOS
ZAPATOS Y LAS MEDIAS, ENSÉÑELE SUS
PIES Y SOLICÍTELE QUE LE HAGA EL FAVOR
DE EXAMINÁRSELOS.

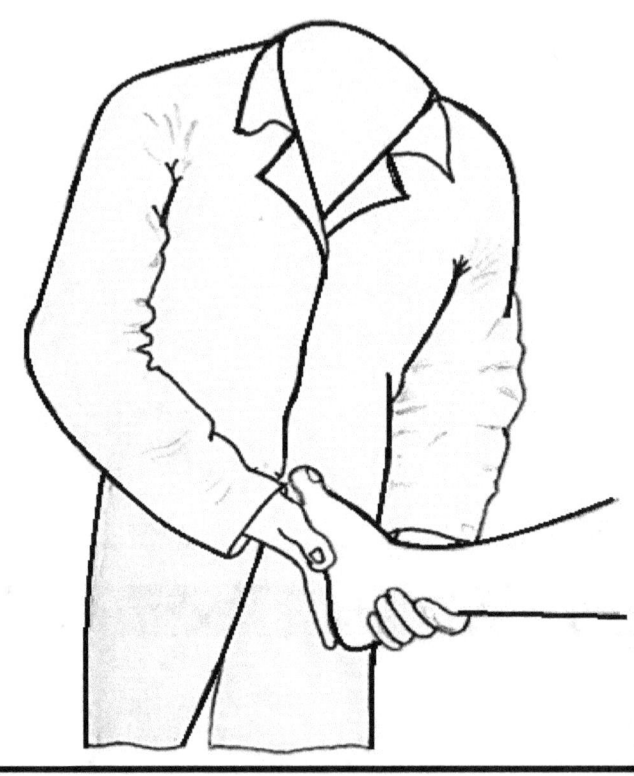

CONSEJO #54

>CONSULTE CON SU MÉDICO PRIMARIO O CON EL PODIATRA CADA SEIS MESES Y SOLICÍTELE QUE LE PALPE LOS PULSOS ARTERIALES PERIFÉRICOS Y LE REVISE LA SENSIBILIDAD EN SUS PIES: MONOFILAMENTO, VIBRACIÓN, REFLEJOS, POSICIÓN, TEMPERATURA Y PINCHAZOS.
>INFÓRMELE DE CUALQUIER DOLOR, CALOR, FRIALDAD, HINCHAZÓN, PALIDEZ, ENROJECIMIENTO, COLOR AZULADO, HORMIGUEO O CALAMBRES EN LOS PIES.

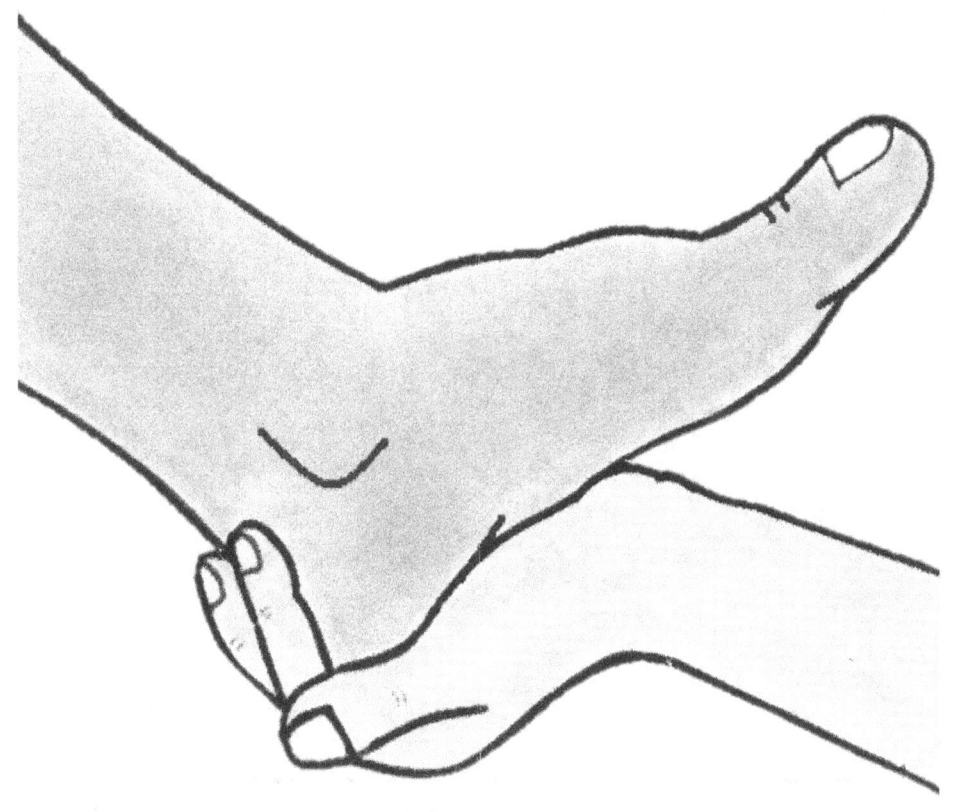

CONSEJO #54. CONTINUACIÓN.
RECUERDE QUE SU OBJETIVO NO ES SOLO
DETECTAR ALGÚN PROBLEMA EN LOS PIES,
SINO SOLICITAR ATENCIÓN MÉDICA PARA
LA COMPLICACIÓN EN EL MENOR TIEMPO
POSIBLE.

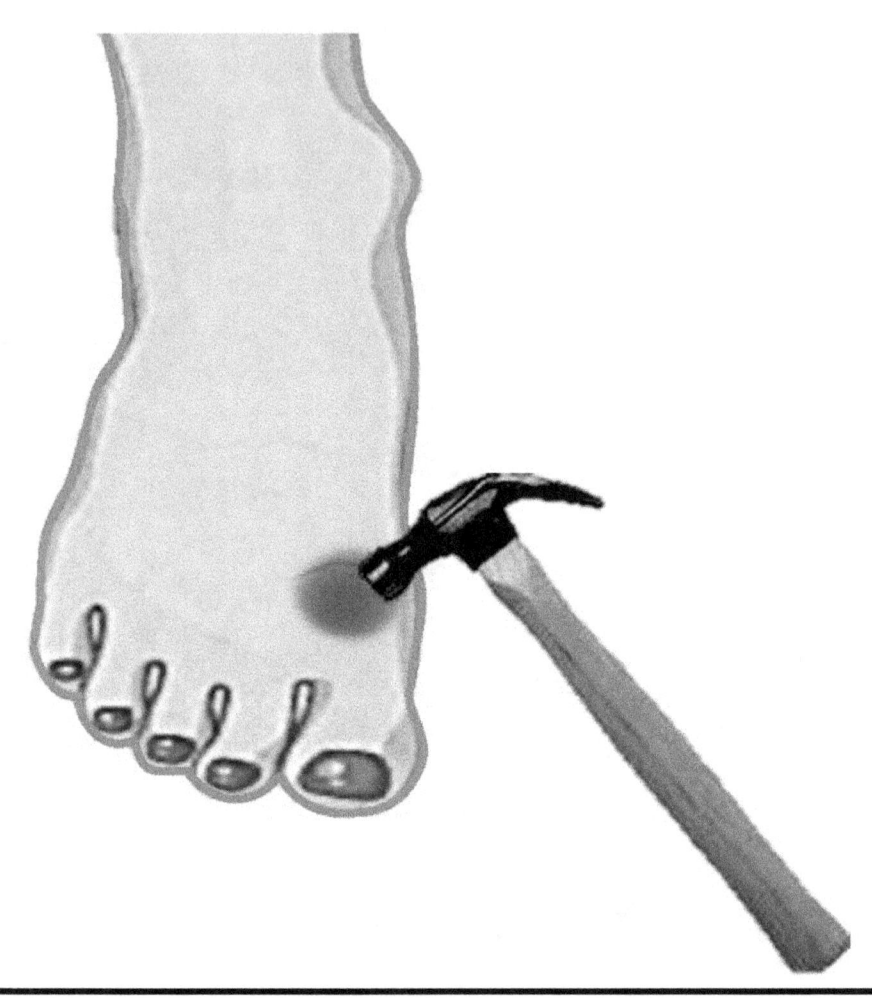

CONSEJO #55

>EVITE LAS CONTUSIONES.
EN OCASIONES LAS COMPLICACIONES DEL
PIE DIABÉTICO SON DESENCADENADAS
POR UN TRAUMATISMO SOBRE LOS
TEJIDOS DEL PIE QUE NO TIENEN
SUFICIENTE FORTALEZA PARA
DEFENDERSE Y RECUPERARSE DEL GOLPE.

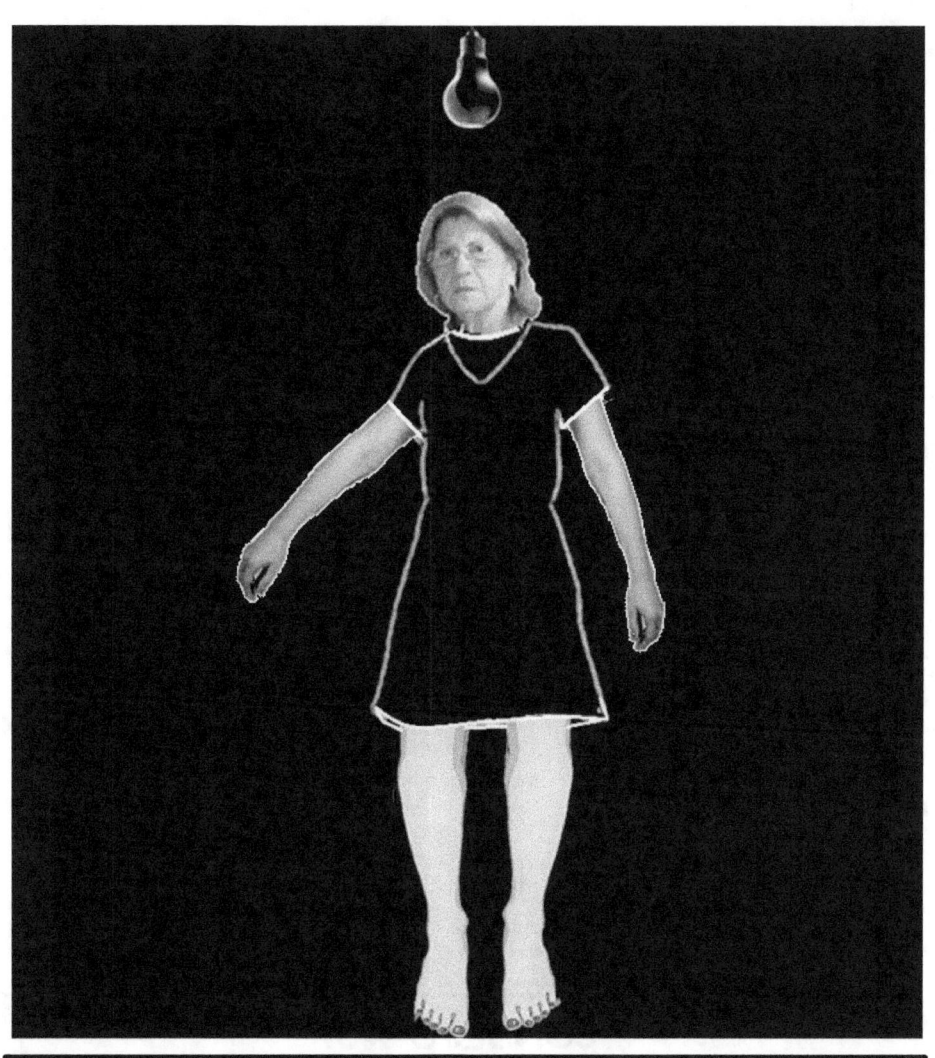

CONSEJO #56

>NO CAMINE EN LA CASA CON LAS LUCES APAGADAS PORQUE PUEDE RECIBIR UN TRAUMATISMO EN SUS PIES Y DAR INICIO A UNA COMPLICACIÓN.

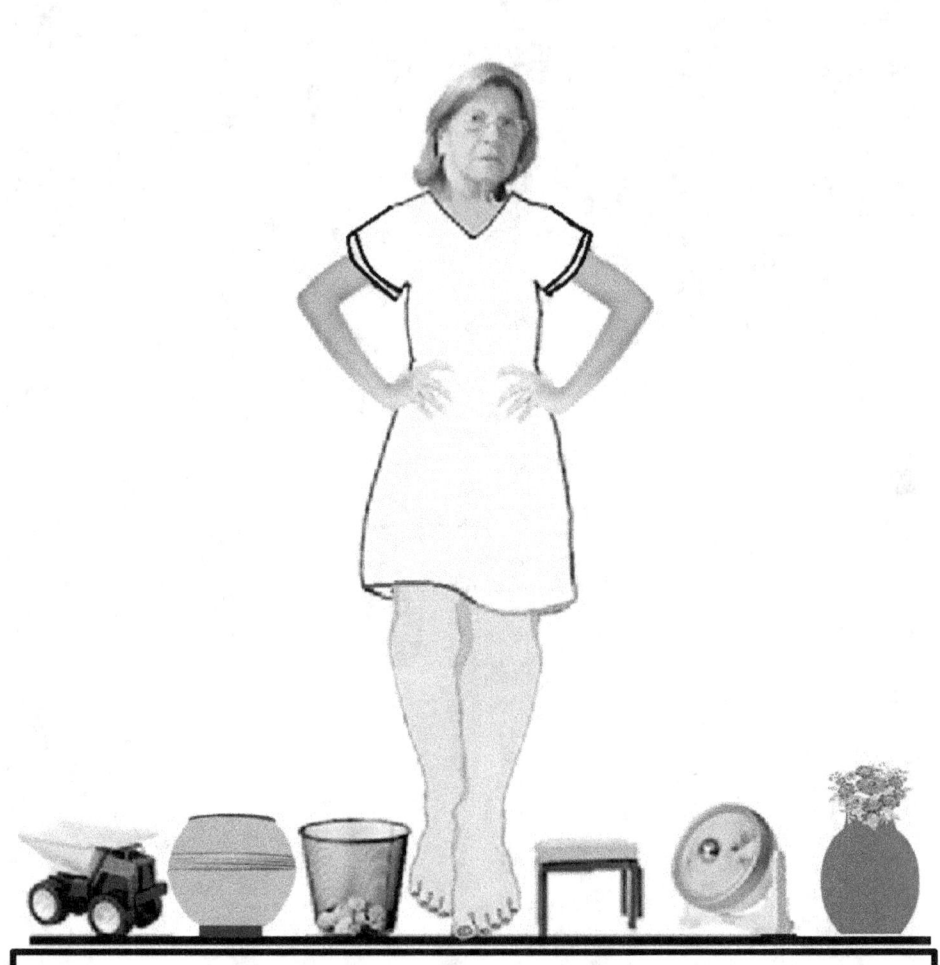

CONSEJO #57

NO DEJE EN LOS TRAYECTOS POR LOS QUE USTED TRANSITA EN LA CASA OBJETOS SÓLIDOS CON LOS QUE PUEDAN TROPEZAR SUS PIES: MUEBLES, LATONCITOS DE BASURA, JARRONES, VENTILADORES, JUGUETES, ETC.

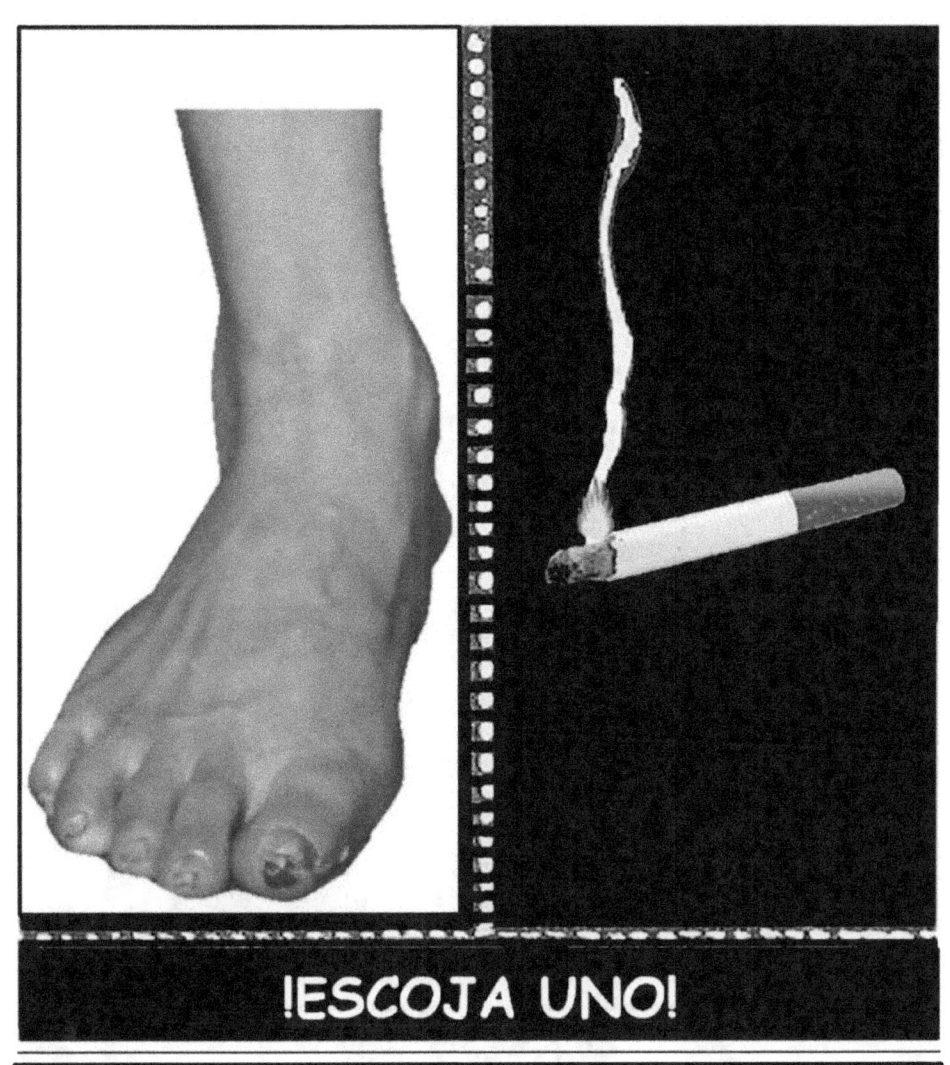

¡ESCOJA UNO!

CONSEJO #58
NO FUME, FUMAR ES DAÑINO PARA LA
CIRCULACIÓN ARTERIAL DEL PIE
DIABÉTICO, FAVORECE EL ESPASMO Y LA
OCLUSIÓN (TROMBOSIS).

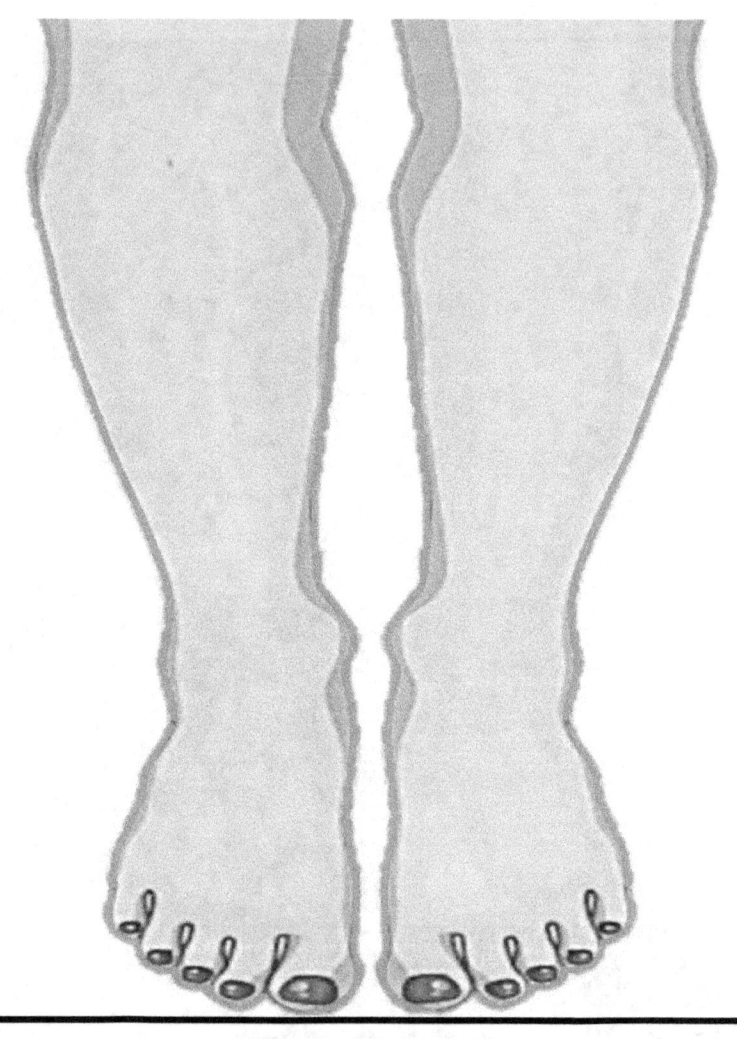

CONSEJO #59
SE GENTIL Y CARIÑOSO CON TUS PIES.
SON SERES INDEFENSOS, TE PRESTAN UN
SERVICIO INVALUABLE SIN DEMANDAR
PREBENDAS NI BENEFICIOS, OCULTOS DEL
MUNDO EXTERIOR. SE AGRADECIDO Y
TRATA SIEMPRE DE PROTEGERLOS.

CONSEJO #60

NO TOME NINGUNA INICIATIVA POR
VOLUNTAD PROPIA O A SUGERENCIA DE
UNA AMISTAD, QUE RECOMIENDE APLICAR
EN LOS PIES ALGUNA SUBSTANCIA O
LLEVAR A CABO UN PROCEDIMIENTO QUE
PUEDA PONER EN PELIGRO SU INTEGRIDAD,
SI NO HA SIDO CONSULTADO Y
AUTORIZADO POR TU MÉDICO PRIMARIO O
EL PODIATRA.

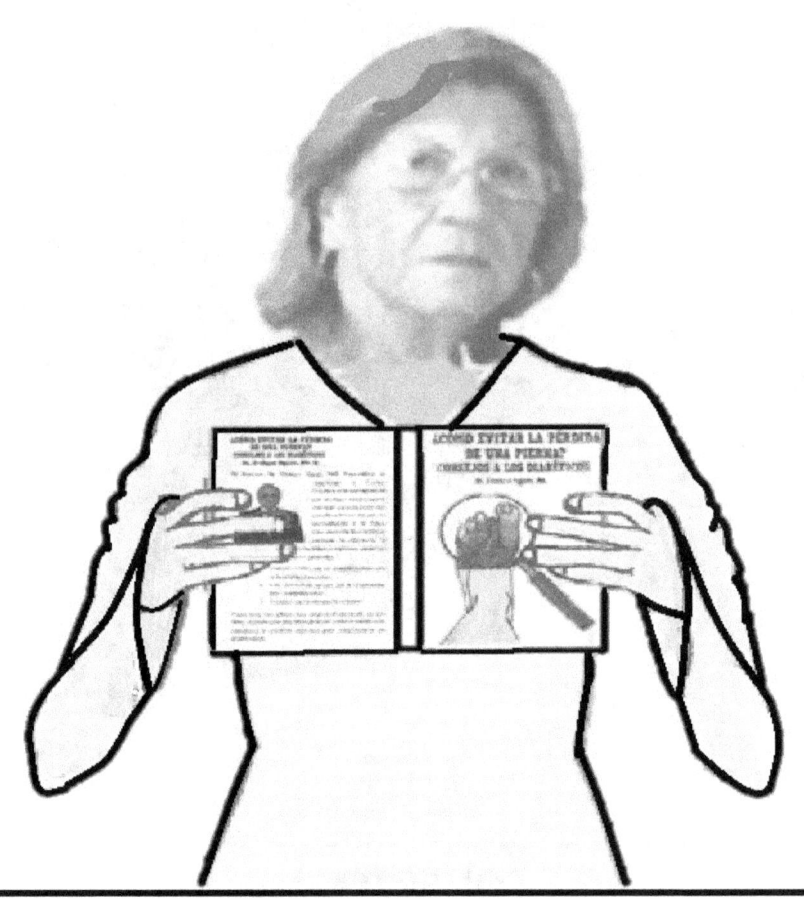

CONSEJO #61

LEA ESTE LIBRO CON FRECUENCIA DE FORMA ATENTA Y CUIDADOSA Y PONGA EN PRÁCTICA LOS CONSEJOS QUE LE TRASMITE.

NO VUELE DE PÁGINA EN PÁGINA SIN OBTENER ALGÚN PROVECHO, BUSQUE EN ELLAS LOS CONOCIMIENTOS ÚTILES QUE LIBEREN A SUS PIERNAS DE PELIGROSAS COMPLICACIONES.

RESUMEN FINAL

Para prevenir las complicaciones de sus pies, a todo diabético le corresponde:

1. Acudir periódicamente a la consulta programada con su médico,
2. Previo a la consulta, hacerse el análisis de Laboratorio indicado por su facultativo, para dosificar la cantidad de glucosa que tiene en la sangre.
3. Llevar un adecuado control de su enfermedad:

>Cumplir rigurosamente el tratamiento de los medicamentos indicados por su galeno.

>Alimentarse con la dieta recomendada por la dietista.

>Hacerse las pruebas de control del azúcar en la sangre diariamente, de acuerdo a lo señalado por el médico.

4, Si están indicados, hacer ejercicios moderados.

4. Educarse para que domine los conocimientos básicos de la diabetes.

5. Leer cada cierto tiempo este libro y seguir sus consejos.

6. Acudir a las actividades educativas impartida por su Plan de Salud sobre "Cuidado del Pie Diabético".

7. Evitar por todos los medios recibir un traumatismo en sus pies.

8. Extremarse en la selección de los zapatos a usar.

9. Examinarse periódicamente los pies.

10. Distraerse.

11. Mantenerse en su peso normal.

12. ¡No fumar!

Y recuerde, paciente diabético, que su objetivo final al aceptar y llevar a cabo estos consejos es evitar una amputación en sus piernas.

BIBLIOGRAFÍA

1. Age-Adjusted Hospital Discharge Rates for Nontraumatic Lower Extremity Amputation per 1000 Diabetic Population, by Sex. United States, 1993-2002. Atlanta, CA: Center for Disease Control and Prevention; National Center for Chronic Disease Prevention and Health.

2. Age-Adjusted Hospital Discharge Rates for Nontraumatic Lower Extremity Amputation per 1000 Diabetic Population, by Level of Amputation, United States, 1993-2002. Atlanta, CA: Center for Disease Control and Prevention; National Center for Chronic Disease Prevention and Health.

3. Age-Adjusted Hospital Discharge Rates for Nontraumatic Lower Extremity Amputation per 1000 Diabetic Population, by Race, United States, 1993-2002. Atlanta, CA: Center for Disease Control and Prevention; National Center for Chronic Disease Prevention and Health.

4. Ahroni, Jessie H. PhD, 101 Foot Care Tips for People with Diabetes. American Diabetes Association. 2000.

5. Bakker, K. Riley, P. El año del pie diabético. Diabetes'Voice.2005. Vol. 50, No1.

6. Boulton, A. JM; Connor, H. and Cavanagh, P. The Foot in Diabetes. John Wiley & Sons Ltd. 2000.

7. Claud, Linda. Diabetes Foot Cure: Tips To Save Your Foot. Ju8n 1, 2015. Kindle Edition.

8. Dutton, Elizabeth. Essential Foot Care for Diabetics (Foot Care For You Series From The Foot Care Center) Book 1. Mar 16, 2012. Kindle Edition.

9. Fielding, JE. Smoking health effects and control. N. Engl. J. Med. 1985; 31:491-498.

10. Gillen, C. et all. There Is A Hole in My Foot: A guide to diabetic foot ulcers. May 9, 2016. Kindle edition.

11. Hogan, P. et al. Economic Costs of Diabetes in USA in 2002. Diabetes Care 26. 2003. 917-32.

12. Krupski, W.C. The peripheral vascular consequences of smoking. Amm. Vasc. Surg;5:291-304.

13. Menzoin, J.O. et all. Symptomatology and anatomic patterns of peripheral vascular disease; different impact of smoking and diabetes. Ann. Vasc. Surg. 1989;3:224-228.

14. Malone, J, M. et all, Prevention of amputation by diabetic education. Am J Surg. 1989.

15. National Diabetes Statistics Report. 2014. Center for Disease Control.

16. Organización Mundial de la Salud. Reporte. 2014

17. Owings, M., Kozak LJ. National Center for Health S. Ambulatory and Inpatient Procedures in the United States, 1996. Hyattsville, Md.: U.S. Dept. of Health and Human Services, Centers for Disease Control and Prevention, National Center for Health Statistics; 1998. (2)

18. Pandian, G., et all. Rehabilitation of the Patient with Peripheral Vascular Disease and Diabetic Foot Problems. In: DeLisa JA, Gans BM, editors. Philadelphia: Lippincott-Raven; 1998. (6).

19. Pie Diabético. Epidemiología. Wounds International. 2013.

20. Ruderman, N., Devlin, J.T., Eds. Health Professional's Guide to Diabetes and Exercise. American Diabetes Association. Alexandria. VA. 1996.

21. Scheffler, N. M. DPM, FACFAS. 21 Things you need to know about diabetes and your feet. American Diabetic Association. 2012.

22. Sidawy, A.N. Diabetic Foot Lower Extremity Arterial Disease and Limb Salvage. Lippincott Williams & Wilkins. 2006.

23. Swidorski, D. e t all. Foot Care (Defeat Rules for Survival).21, 2013. Kindle Edition.

ÍNDICE

DEL AUTOR

El Profesor Dr. Enrique Uguet PhD Especialista en Angiología y Cirugía Vascular, acumula una vasta experiencia en el diagnóstico y tratamiento de las complicaciones del pie diabético, habiendo tratado cientos de ellas, por medio de medicamentos administrados por vía oral, intramuscular, endovenosa, intrarteriales y arterioclisis.

Ha llevado a cabo cirugías revascularizadoras: trombo-endarteriectomías, parches venosos, injertos venosos autógenos, plásticos: aorto-íliacos, fémoro-poplíteos, de piel, gangliectomías lumbares, desbridaciones, incisiones y drenajes.

Localmente y en pediluvios ha utilizado: fomentos de permanganato de potasio, agua oxigenada, placentoterapia, pomadas de antibióticos, nitrofurazona, factor de crecimiento y en un número considerable de ocasiones la cámara hiperbárica.

Y cuando ha sido necesario, para salvar parte de una extremidad, se ha visto en la ineludible necesidad de llevar a cabo una amputación menor, o para preservar la vida del paciente, una amputación mayor.

También les ha efectuado intervenciones quirúrgicas para los aneurismas de la aorta abdominal, las carótidas, la disfunción sexual eréctil y las várices.

Es autor de numerosas publicaciones científicas en revistas nacionales e internacionales y de libros como: Tromboflebitis Profunda Aguda de los Miembros Inferiores, Consejo a los Pacientes Diabéticos. Cuidado de sus Pies, Como Aprende el Cerebro de los Estudiantes y

Teoría de la Estabilidad Laboral de los Maestros por medio de la Selección Natural Escolar.

¿CÓMO EVITAR LA PÉRDIDA DE UNA PIERNA? CONSEJOS A LOS DIABÉTICOS

Dr. Enrique Uguet, PH. D.

El Profesor Dr. Enrique Uguet PhD Especialista en 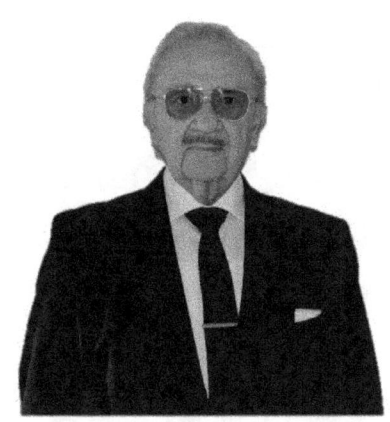 Angiología y Cirugía Vascular está convencido de que la mejor manera que el diabético tiene de evitar una complicación en sus pies es previniéndola y la forma más adecuada de evadirla es mediante la educación, la cual debe incorporar como un tótem o emblema protector, que se basa en tres principios generales:

1. Conocer cuáles son las complicaciones que se le pueden desarrollar.
2. Estar consciente del por qué se le presentan estas complicaciones.

3. Y cuáles son las formas de evitarlas.

Hacia estos tres pilares está dirigido el contenido de este libro, diseñado para que obtenga de su lectura la fortaleza de conciencia y conducta necesaria para cumplimentar sus orientaciones.